LA SOPHROLOGIE

LUC AUDOUIN

LES ESSENTIELS MILAN

Sommaire

Définition et fondements

Les origines de la sophrologie 4-5
Le fondateur : le professeur Alfonso Caycedo 6-7
Une conception de la conscience 8-9
Un langage, des mots nouveaux 10-11
Les principes d'action 12-13
L'apport de la phénoménologie 14-15
Approche physiologique 16-17

Méthode et exercices

La sophronisation 18-19
La sophronisation de base 20-21
Les activations respiratoires 22-23
Trois exercices de base 24-25
Bâtir l'avenir 26-27
Techniques spécifiques 28-29
La relaxation dynamique de Caycedo 30-31
Déroulement d'une séance et suivi 32-33

La sophrologie caycédienne

La sophrologie caycédienne 34-35
La méthode Alfonso Caycedo 36-37

Sophrologie et vie quotidienne

Sophrologie socioprophylactique 38-39
Sophrologie et stress 40-41
Sophrologie et monde du travail 42-43
Sophrologie et enfant 44-45

Les applications médicales

Sophrologie et maladie 46-47
Sophrologie et maternité 48-49

Les applications pédagogiques

Sophrologie et sport 50-51
Sophropédagogie 52-53

Pratiquer et apprendre la sophrologie

Comment pratiquer la sophrologie 54-55
Le métier de sophrologue 56-57

Approfondir

Exercices de la RDC 58-59
Glossaire 60-61
Adresses utiles 61
Bibliographie 62
Index 63

Les mots suivis d'un astérisque (*) sont expliqués dans le glossaire.

Sophrologie : thérapeutique ou art de vivre ?

Un mot qui vient du grec *sos*, « l'harmonie » ; *phren*, « la conscience » ; *logos*, « l'étude ». Une méthode mise au point par un psychiatre, le professeur Alfonso Caycedo.

Une vogue : dans le sport, en pédagogie, à l'hôpital, on parle de plus en plus de sophrologie.

Tout à la fois science qui étudie la conscience, philosophie pour mieux se comprendre et vivre en harmonie, méthode au service d'un projet personnel et outil pour gérer son stress au quotidien, sa richesse étonne ou inquiète. Pourtant, dotée de solides principes de fonctionnement, d'une méthodologie précise, d'une éthique rigoureuse, la sophrologie développe chaque jour ses champs d'application.

Notre but : faire comprendre sa méthode, montrer son fonctionnement pratique et faire découvrir ses terrains d'action.

Mais la sophrologie est une connaissance qui s'accompagne d'une expérience. À vous, si vous le souhaitez, d'ouvrir cette page personnelle.

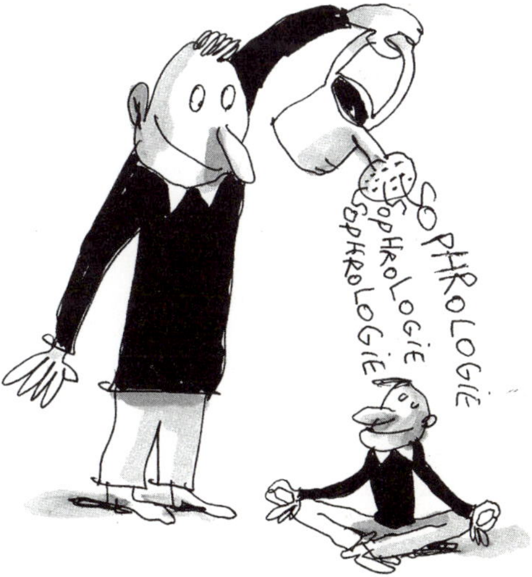

Les origines de la sophrologie

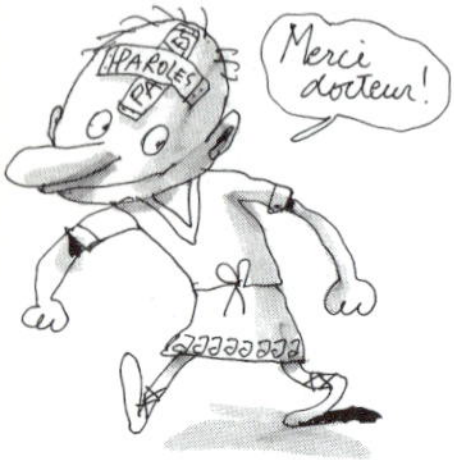

Des philosophes aux psychothérapeutes, des chamans aux sophrologues, de tout temps, on s'est servi de la parole pour soulager les souffrances du corps et de l'esprit.

De l'incantation grecque à l'hypnose

Homère (v. 850 av. J.-C.) parle de l'« épode », façon de soigner avec des paroles. Achille se voit ainsi soigné de sa blessure au talon. Platon (v. 427-348 av. J.-C.) nous explique comment Socrate guérit le jeune Charmide d'un mal de tête grâce à un remède à base de plantes et une incantation. « *Le remède sans l'incantation est inefficace* », dit-il. Il montre comment un discours dit d'une voix douce et monotone amène à l'état « sophrosyné », qui signifie « état de calme, de concentration suprême de l'esprit, produit par de belles paroles ». Au XVIIIe siècle se développe ce que l'on appellera l'hypnose, influence d'un individu sur un autre par la suggestion. Avec Mesmer, célèbre magnétiseur, on croira en un fluide hypnotique, mais la conception de la suggestibilité l'emportera avec le Dr Bernheim au début du XXe siècle. De cette constatation vient l'essor des méthodes de relaxation.

Les méthodes de relaxation

Au début du XXe siècle, on observe une certaine désaffection pour l'hypnose. Son aspect directif et dépendant est contesté. Deux grandes méthodes de relaxation vont s'imposer, partant de concepts différents, l'une de Schultz et l'autre de Jacobson. Johannes Heinrich Schultz est un psychiatre autrichien. Il part du postulat que c'est l'expérience de son propre corps ressenti dans un état particulier qui est bénéfique en soi. Il va proposer, en 1932, une méthode à pratiquer sur soi et appelée pour cela le training autogène. Il s'agit de se concentrer sur son corps à travers cinq sensations à intégrer peu à peu : bras lourd, bras chaud, cœur qui bat calme et fort (la respiration), plexus solaire chaud, front frais. Se focaliser sur ces sensa-

Un exercice de Jacobson

« Vous êtes tranquille, yeux fermés – relevez la main en la tendant pendant deux minutes – observez la tension – posez la main – répétez l'exercice trois fois. »

tions permet de déconnecter le mental. Sa méthode sera mondialement connue. En 1940, un Américain, Edmund Jacobson, laisse de côté la notion de suggestibilité et affirme le simple lien physiologique entre tension musculaire et tension mentale. Dans son livre *You must relax* (1957), il propose d'apprendre à détendre progressivement tous ses muscles. Sa méthode de relaxation progressive est fondée sur un apprentissage dans lequel on crée soi-même une tension dans un muscle pour observer précisément trois sensations : la tension provoquée, les tensions annexes et le relâchement progressif. Cette observation de sa propre détente musculaire entraîne la détente mentale. Le bénéfice des méthodes de relaxation n'est plus discuté. De nombreuses autres méthodes vont se développer, certaines s'adressant au mental, comme la méthode Vittoz* ou la célèbre méthode Coué, d'autres plus au physique, comme l'eutonie de Gerda Alexander*.

La suggestion

« Les phénomènes de suggestion ne sont pas fonction d'un état magnétique, ni d'un état hypnotique, ni d'un sommeil provoqué, ils sont fonction d'une propriété physiologique du cerveau qui peut être actionnée à l'état de veille : la suggestibilité. »
Hippolyte Bernheim

La richesse de l'Orient

Du yoga au bouddhisme, en passant par le zen, toute une tradition apprend à modifier son état de conscience par la posture (position du corps). Si chaque mouvement a une raison symbolique, mystique, il a aussi en lui-même une action physiologique sur le corps. Les différentes formes de yoga vont ouvrir à de nombreuses personnes un chemin de santé, de bien-être intérieur, d'épanouissement et, pour d'autres, une voie vers une certaine spiritualité. La formule « sois zen » montre bien l'influence de ces approches dans le monde contemporain.

SOPHROLOGIE

SOS	PHREN	LOGOS
harmonie	conscience	étude

SCIENCE DE LA CONSCIENCE HUMAINE

HARMONIE	ÉQUILIBRE	PHILOSOPHIE
épanouissement personnel	soin et prévention	façon d'aborder le monde

Des traditions occidentales du soin par la parole aux traditions orientales de l'éveil de la conscience par des postures va naître la sophrologie, une méthode originale d'étude et de développement de la conscience.

Le fondateur : le professeur Alfonso Caycedo

Le Pr Alfonso Caycedo crée la sophrologie en 1960. Ce mot vient du grec *sos* pour « harmonie » ; *phren* pour « conscience », « esprit » ; *logos* pour « étude », « traité ».

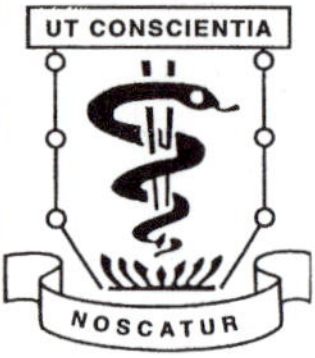

***Le serpent** : la force de la conscience humaine, enroulé autour de deux bâtons qui symbolisent le corps et l'esprit. **Le lotus** (à la base) : l'énergie intérieure.*

Un psychiatre

Né en 1932 à Bogota, Alfonso Caycedo fait ses études de médecine et sa spécialité de neuropsychiatre en Espagne.

Il exerce à Madrid dans le service du célèbre psychiatre Lopez Ibor. Il utilise les techniques de l'époque : l'hypnose, mais aussi les médications psychotropes, les électrochocs, les comas insuliniques provoqués.

Soucieux d'aller plus loin dans sa compréhension de la conscience humaine et des modifications que l'on peut lui apporter, il se fait admettre comme stagiaire en Suisse chez le Dr Ludwig Binswanger*, psychiatre et célèbre phénoménologue. Ce séjour lui permet de voir de façon différente l'approche du malade psychiatrique, mais aussi de découvrir la phénoménologie* et son apport conceptuel.

De 1965 à 1968, il voyage en Orient. Il s'initie au yoga, au bouddhisme et au zen*. Cette expérience enrichit encore son étude des modifications des états de conscience.

La sophrologie : un mouvement

Depuis quarante ans, la sophrologie n'a cessé d'enrichir ses champs d'application. De nombreux sophrologues* ont défini et marqué de leur personnalité ces nouveaux territoires.

Un humaniste

Médecin, il observe la détresse psychologique et les traces des souffrances récentes du peuple espagnol, encore traumatisé par la guerre civile. Il cherche une voie préventive pour éviter les ruptures psychiques. La sophrologie naît aussi de ces préoccupations.

De 1982 à 1988, il retourne à Bogota et crée la sophrologie sociale. Il s'agit pour lui de mettre au point une méthode utilisable en groupes importants, économique, aux principes simples et solides, aux exercices praticables par toute personne valide. Cette recherche d'une sophrologie non élitiste ni purement médicale restera longtemps prédominante chez lui.

Un créateur en recherche constante

Il considère nécessaire d'étudier plus à fond les modifications de la conscience humaine. Il crée en 1960 la sophrologie et fonde le premier département de sophrologie clinique* à l'hôpital. De 1960 à 1968, il teste ses exercices, sa méthode, et en commence la diffusion. Il publie *Progrès en sophrologie.* En 1970 se tient le premier congrès mondial dont le thème est « Sophrologie, médecine d'Orient et d'Occident ». En 1972, il publie le *Dictionnaire abrégé de sophrologie et relaxation dynamique,* avec lequel il dote la sophrologie de sa première terminologie. Il se dirige alors vers une dimension plus préventive et éthique, après avoir commencé par une approche clinique et médicale. Il intitule le congrès de 1975 : « Congrès de l'harmonie au sein de la civilisation du drame ». En 1977, il prononce la déclaration de Recife, ou « déclaration des valeurs de l'homme ». Il restructure son École en 1989 autour de ses valeurs et enrichit ses méthodes, notamment la relaxation dynamique*. En 1990, il crée la sophrologie caycédienne. Il renforce les structures de son enseignement et définit la sophrologie caycédienne comme une nouvelle « professionnalité » clinique et psychoprophylactique. Laissant à ses élèves le soin de mettre en place les applications de la sophrologie, il continue ses recherches sur ce que l'on pourrait appeler un zen occidental.

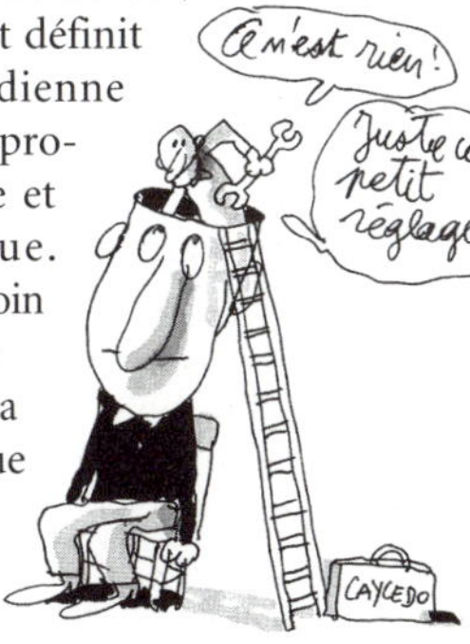

Agir sur la conscience

La conscience est ce qui nous permet de savoir ce que l'on pense et ce que l'on ressent. Pour aller plus loin dans cette connaissance, Alfonso Caycedo propose une méthode : la sophrologie, science de la conscience.

De voyages en rencontres, Caycedo, en pèlerin de la conscience, expérimente, affine sa méthode pour nous proposer, au-delà de bénéfices ponctuels attendus, un moyen de connaissance de soi et d'épanouissement personnel.

Une conception de la conscience

Caycedo définit des états et des niveaux différents de la conscience humaine. La sophrologie propose la conquête de l'état dit « sophronique ».

Les trois états de conscience

Alfonso Caycedo définit trois états différents de la conscience humaine. La conscience pathologique, où la vision du monde est altérée, est observée dans les comas naturels ou provoqués ou sous l'influence de drogues. Le passage en conscience pathologique fait aussi partie de la vie, mais cet état est dangereux, il doit rester transitoire et si possible être évité. La conscience ordinaire est notre état habituel, quotidien, celui de notre vie au jour le jour. Le troisième état, la conscience sophronique, est un état particulier que l'on peut ressentir parfois : un moment de sérénité profond, d'harmonie avec soi ou avec son environnement, un instant de création, une émotion esthétique… Le but de la sophrologie est de rendre cet état transitoire plus durable.

Les trois niveaux de conscience

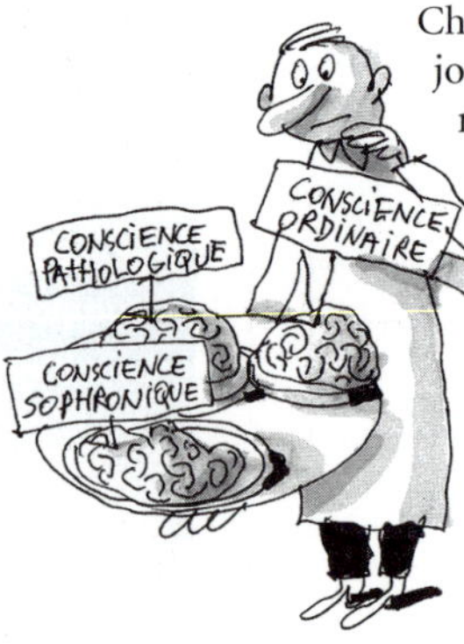

Chaque individu passe dans le cycle du jour et de la nuit par des niveaux différents de conscience. Alfonso Caycedo choisit le niveau entre veille et sommeil pour ses particularités physiologiques (ondes alpha, maximum de réceptivité et de possibilités d'activation* de ses capacités, etc.), qu'il appelle le niveau sophroliminal*. Ce niveau sera le lieu, l'espace de la pratique sophrologique. Caycedo donne le schéma ci-joint comme « schéma didactique fondamental ».

> **Sophrologie et psychanalyse**
>
> *« Freud* s'est intéressé à l'inconscient, moi, c'est le conscient qui m'intéresse. »*
>
> **Alfonso Caycedo**

Choisir la conscience sophronique

« La conscience pathologique est vécue de façon dramatique et la conscience sophronique est vécue comme la possibilité d'une nouvelle dimension » (Alfonso Caycedo). La pratique des divers exercices permet à l'individu d'accéder à un état de conscience différent, plus ouvert, plus éveillé, dit conscience sophronique. Il nous appartient donc de choisir de rester dans la conscience ordinaire (en travaillant à éviter la conscience pathologique) ou de chercher la conscience sophronique pour y demeurer de façon plus fréquente ou permanente. Nous serons alors plus équilibrés, sereins, mais aussi plus éveillés au monde.

La théorie de l'éventail

La conception des trois états de conscience est une approche phénoménologique, une hypothèse de travail, ce n'est pas un dogme. La sophrologie ne propose pas une croyance mais une expérience.

États et niveaux de la conscience humaine

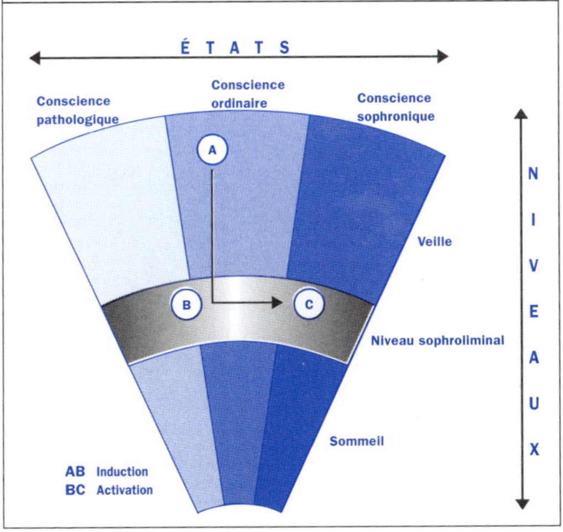

> Pour Alfonso Caycedo, la conscience n'est pas seulement une force d'intégration des structures physiques et psychiques qui composent l'être humain, c'est aussi une force d'intégration de son existence.

Un langage, des mots nouveaux

Pour éviter toute confusion et définir l'espace de la sophrologie, Alfonso Caycedo crée son propre vocabulaire.

Des mots nouveaux

Le fait d'utiliser une nouvelle terminologie obéissait, pour Alfonso Caycedo, à un besoin de construire des néologismes (mots nouveaux) libres de compromis antérieurs qui auraient pu donner lieu à la confusion des concepts.

Un nouveau langage

La relaxation existe déjà, avec sa terminologie, l'hypnose de même, l'Orient a ses propres termes pour décrire les modifications des états de conscience. Caycedo sent le piège des mots, il ne cherche pas à créer une nouvelle méthode de relaxation mais une science de la conscience. Il va chercher dans la Grèce antique les racines d'un nouveau vocabulaire. C'est la sémantique caycédienne.

Du sophrologue au sophronisé

Le sophrologue est celui qui exerce la sophrologie à la suite d'une formation spécifique nourrie par une pratique personnelle. Sophroniser, c'est pratiquer une séance de sophronisation.
Le sophronisé* (ou sophronisant*) est celui qui suit une séance de sophrologie sous la direction d'une ou d'un sophrologue. On parlera par ailleurs, selon les cas, de client, de patient, d'élève, etc.
La sophronisation est le nom de la séance de sophrologie et de l'exercice lui-même.

L'alliance sophronique

Alliance* sophronique est le terme qui désigne la relation entre le sophrologue et le sophronisé. Le lien s'établit sur une demande, un contrat, un objectif. Sophrologue et sophronisé sont deux alliés. Cette méthode ressemble au travail du guide de montagne qui aide ses clients à atteindre leur propre but après avoir discuté de leur objectif, évalué leurs capacités à y parvenir et proposé la meilleure voie d'accès.

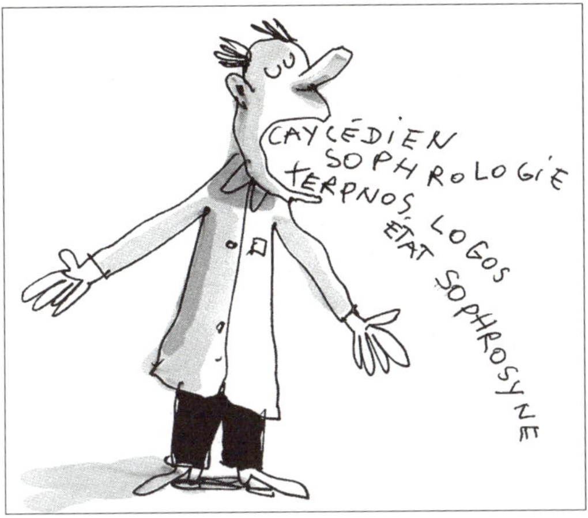

Un ton particulier

« Il s'agit d'une voix qui, sans être affective, doit induire la confiance, le relâchement, l'apaisement, le bien-être et l'adhésion par un tempo régulier sans inflexion trop prononcée. »
Alfonso Caycedo

Le *terpnos logos* (TL)

Ce terme désigne à la fois les mots utilisés pendant la sophronisation et le ton spécifique utilisé. Il est directement emprunté à la période antique (paroles à but thérapeutique). Chanté ou parlé, il s'adressait alors au patient pour créer l'état « sophrosyne » : état de calme, de concentration suprême de l'esprit produit par de belles paroles. Il ne doit donc ni endormir ni stimuler l'intellect ou l'émotionnel. Le ton est monotone, monocorde, mais harmonieux, pour permettre de rester au niveau sophroliminal*, au bord même du sommeil. Mais le *terpnos logos**, né dans l'incantatoire, utilisé dans l'hypnose, se trouve profondément modifié en sophrologie par l'intégration du patient comme coauteur du langage. Il doit tenir compte de la personne pour éviter tout blocage sur un mot ou une image mal choisis ou trop personnels au sophrologue. Si, par exemple, une image de détente est utilisée (bord de mer, lac, promenade en forêt…), elle aura été choisie en accord avec le sophronisé et restituée selon les mots de son univers sensoriel. Le TL sera, selon les cas, allusif, proposant, suggestif ou directif (ainsi, en situation d'urgence, où le ton sera plus persuasif).

La sophrologie possède ses propres mots pour permettre un rapport nouveau entre soignant et soigné, pédagogue et élève. Ils sont garants d'une éthique de la relation.

Les principes d'action

Trois principes d'action soutiennent la pratique de la sophrologie. Ils lui donnent sa spécificité et définissent aussi son projet. Ils sont les garants de sa sécurité et de l'éthique.

Le schéma corporel

À la fois sensation que l'on a de son corps (anatomique) et représentation que l'on s'en fait (image de soi), il est toujours en évolution. Il se modifie avec la croissance, la puberté, la maternité, les expériences personnelles. Il s'étend aux objets qui l'environnent (ski du skieur, voiture, vêtements, etc.).

L'intégration du schéma corporel

Intégrer son schéma corporel, c'est se vivre dans son espace sans fantasmes ni restrictions, c'est ce qui est si bien exprimé populairement par « être bien dans sa peau » et qui s'oppose à « être à côté de ses pompes ». Ce principe est le fondement du travail sophrologique. La détente, l'alternance détente-tension, la sensation de chaleur, de lourdeur, toutes les sensations sont bonnes pour intégrer son schéma corporel, c'est-à-dire se sentir pleinement vivant au moment présent. Comme un paysage nous devient familier au fur et à mesure de nos promenades, notre corps se livre à nous peu à peu dans le jeu de la relaxation. C'est à partir de cette reconquête de soi, de cette plénitude que la rencontre avec le monde va être moins inquiétante, plus aisée et inventive. Ce principe est le fondement du travail de reconstruction si nécessaire dans la maladie ou dans toute situation de déstabilisation. On reprend appui à partir de son corps.

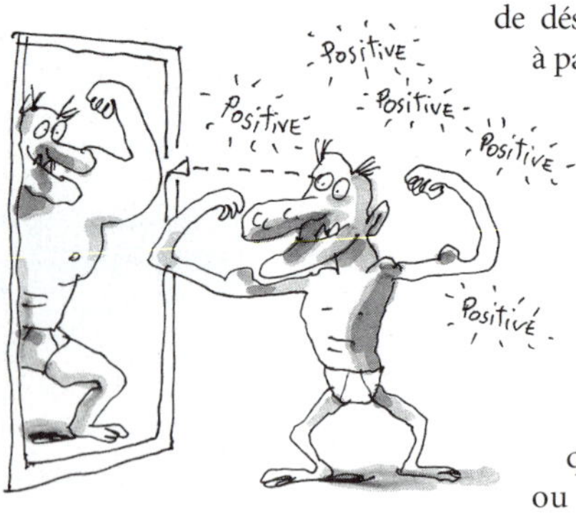

Le principe d'action positive

Il est fondé sur un postulat qui affirme que toute action positive dirigée vers la conscience se répercute directement sur tous les éléments psychiques. Cette conception s'éprouve au quotidien, où toute sensation ou pensée positive en entraîne d'autres, sorte de contamination positive. En sophrologie, on met le négatif (le problème) entre parenthèses puis on repère, renforce, dynamise les éléments positifs de la vie de la personne (projets, souvenirs, sensations, images). Pendant les exercices, on recherchera un vécu neutre ou positif, en évitant des mises en jeu volontairement émotionnelles ou perturbatrices. En fin d'exercice, on s'attachera à chercher ce qui a été agréable, présent, vivant, avant d'exprimer les difficultés et les désagréments. Peu à peu, c'est une dimension qui s'intégrera au quotidien, une attitude devant la vie. Être positif n'est pas une rengaine, c'est rechercher le positif en toute chose avant de voir le négatif, à l'éclat plus immédiat.

Le principe de réalité objective

Le principe de réalité objective est dans la lignée de Montaigne (1533-1592) et du bon sens commun. Il ne faut pas être dans la toute-puissance, mais être au service de la demande, dans l'acceptation des contraintes du réel. Il s'agit de ne pas oublier le monde comme il est, d'éviter de projeter sur l'autre ce que l'on croit bon pour lui ou de se tromper sur ses propres capacités. Par exemple, un malade fatigué ne pourra pas facilement se relaxer. On en tiendra compte plutôt que de plaquer sur lui des exercices tout faits. Celui qui s'occupe d'autrui devra évaluer ses compétences personnelles et sophrologiques. Le sophrologue* doit comprendre et percevoir son propre état de conscience et celui de son patient pour lui permettre de faire corps avec son histoire et établir une alliance*.

Choisir le positif

Il s'agit d'une option, d'un système de lecture du monde et de notre vie fondé sur le biologique naturellement tourné vers le bien-être, contrepoids d'un environnement médiatique focalisé sur le dysfonctionnement.

Il nous faut encore, comme l'enfant, nous découvrir, nous intégrer sans cesse. Cette appropriation de soi est ce que l'on appelle l'intégration du schéma corporel.

L'apport de la phénoménologie

L'approche phénoménologique donne à la sophrologie sa modernité, sa créativité, son extraordinaire faculté d'adaptation. Elle est le support de sa démarche scientifique.

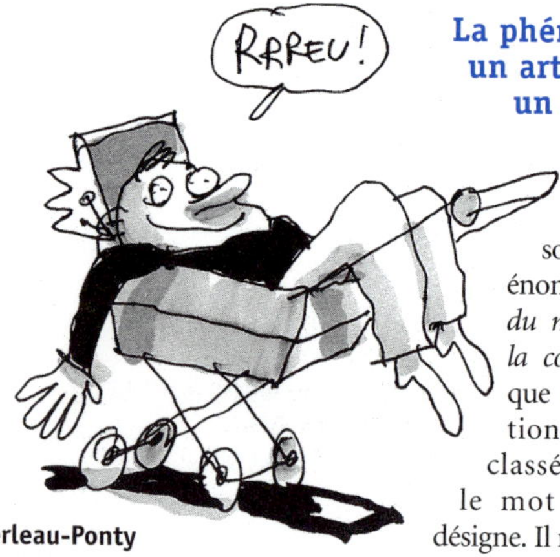

La phénoménologie, un art du regard, un art de liberté

Le fondateur de la phénoménologie*, Edmund Husserl (philosophe allemand, 1859-1938), énonce : « *Tout ce que je sais du monde vient de moi avant la connaissance.* » Cela signifie que tout a été d'abord sensations avant d'être nommé, classé, jugé. Avec le temps, le mot peut oublier ce qu'il désigne. Il nous faut revenir à la sensation pour réanimer le langage, pour redonner aux mots, aux idées, leur chaleur sensorielle originale. Il faut retrouver le regard de l'enfant. Si je suis en rapport avec le monde sensible, sans *a priori*, sans jugement, je retrouve de nouvelles capacités de contact, de jeu.

C'est le retour au phénomène dans le sens de ce qui étonne, surprend. Dans la réduction phénoménologique, j'essaie d'oublier ce que je sais des choses et de mes expériences, je me baigne de sensations et ensuite seulement je reconnais, je nomme, j'interprète. Si cette « mise en parenthèse » est, en fait, impossible (car je ne peux m'abstraire de moi et de mon histoire), cette tentative, par elle-même, brise les cadres référentiels stéréotypés et usés.

Merleau-Ponty

Ce philosophe français (1908-1961) résume en une phrase la démarche phénoménologique : « *La réflexion ne se retire pas du monde vers l'unité de la conscience comme fondement du monde, elle distend les fils intentionnels qui la relient au monde pour les faire apparaître.* »

La phénoménologie, fondement de la sophrologie

Alfonso Caycedo vit l'expérience phénoménologique avec Ludwig Binswanger*. Il en fait le fondement de sa démarche scientifique et l'appui conceptuel sur lequel reposent toutes les théories de la sophrologie. Sans *a priori*, sans point de comparaison, « on laisse venir à la conscience » ce qui s'y présente, le « phénomène » tel qu'en lui-même. Cet accueil particulier est sous-tendu par un engagement de toute la personne, l'« intentionnalité ». La sophronisation, par la mise au repos momentanée du cortex, permet d'être phénoménologue presque malgré soi ! Les sensations en profitent pour se manifester sans redouter interprétation ou censure. Ce fond phénoménologique va permettre à la sophrologie de s'adapter, avec une grande souplesse, aux demandes diverses.

Comme si c'était la première fois

Il faut apprendre à découvrir encore le monde comme un enfant, se baigner de sensations, les laisser vivre avant la coloration du sentiment, la richesse de la pensée, la nécessité du jugement. La sophrologie est une poétique du corps.

Phénoménologie et sophronisation

Débanaliser, se mettre en position de découverte est la première démarche. Deux étapes manifestent aussi clairement l'apport phénoménologique :

– Les pauses phroniques, dites d'intégration et de totalisation. Ce sont des moments d'écoute intérieure pour laisser venir le monde des sensations dans sa variété. Tout exercice a pour but d'éveiller ce monde des sensations.

– La phénodescription : en fin de sophronisation, un temps d'expression orale ou écrite est donné pour recueillir, sans interprétation, ces sensations toutes fraîches. En groupe, ces expressions en écho avec son propre vécu sont sources d'ouverture.

La « vivance* » est l'expérience phénoménologique de la rencontre de soi pendant la sophronisation. De cet apprentissage sur le corps même naîtra une attitude phénoménologique dans la vie.

Approche physiologique

La sensation de détente n'est pas une impression mais une réalité mesurable. Le processus de relaxation est physiologique et possède ses voies nerveuses.

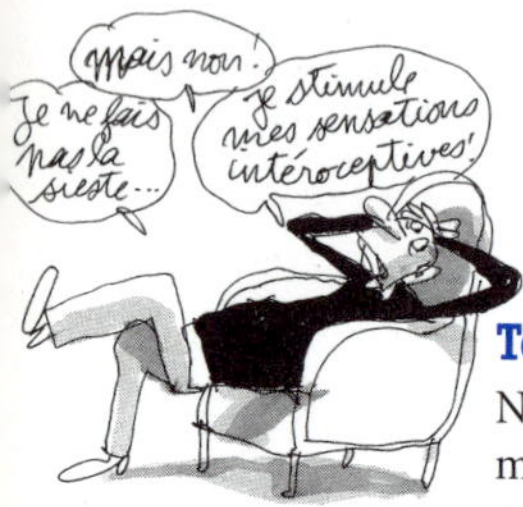
Mais non !
Je ne fais pas la sieste...
Je stimule mes sensations intéroceptives !

Tonus musculaire et tonus mental

Notre tonus musculaire est lié à divers facteurs physiques, mais aussi à ce que nous «avons dans la tête». Une bonne nouvelle nous détend, une mauvaise nouvelle nous tend, nous crispe. Corps et «tête» sont intimement liés. Ce lien explique que détendre les muscles détende aussi le mental et qu'une image, une pensée agréable détendent le corps. Plus encore, un simple projet de mouvement entraîne une réaction musculaire dans les territoires qui seront concernés (mise en tension de la plaque motrice, organe de commande du muscle). On peut dire que toute pensée est corporelle, a son territoire propre. Pendant la sophronisation, un travail en image mentale se vit donc réellement dans le corps et s'y inscrit en mémoire comme si l'action s'était vraiment produite. Ainsi le skieur, lorsqu'il visualise sa descente en état de relaxation, inscrit dans son corps une mémoire de descente qui va lui servir ensuite lorsqu'il descendra réellement !

Schéma corporel

Progressivement, l'enfant prend conscience de lui à travers ses sensations (faim, caresses, jeu, etc.). Il arrive ainsi à se différencier du corps de sa mère et à accéder à une autonomie vers l'âge de 2 ans. Durant cette période, il exprime avec son corps ce qu'il ressent, ce qu'il refuse ou désire, c'est le langage tonique décrit par de Ajuriaguerra*. Hypertonie d'appel et hypotonie de satisfaction se succèdent et tiennent lieu de langage avant la parole. Nos muscles sont donc des instruments de relation et non pas seulement d'action, comme on le considère bien souvent. Aussi, lorsque l'on se tend ou se détend, le corps éveille les échos anciens de son

Toute pensée est corporelle

Nous ne pouvons penser à quelque chose sans qu'à un endroit de notre corps un territoire ne s'éveille à son appel. Tout est, d'une certaine façon, émotion.

histoire. C'est pourquoi les méthodes de relaxation ont aussi une action sur le psychisme, dénouant sur le lieu même de leur inscription les blocages et traumatismes passés. Aussi, vivre son corps, c'est vraiment se vivre.

La substance réticulaire (SR)

Nous avons trois types de sensations: les extéroceptives (apportées par nos cinq sens), les proprioceptives (musculaires) et les intéroceptives (venant de l'intérieur du corps). Toutes les sensations passent par la moelle épinière, arrivent au tronc cérébral, où se trouve la substance réticulaire, avant de parvenir au cerveau. Cette substance joue un rôle activateur ou inhibiteur, tel un filtre. Elle favorise le passage de ce qui est important et, *a contrario*, arrête les sensations inutiles pour ne pas surcharger le cerveau. Elle peut, à l'inverse, favoriser, sélectionner, se focaliser sur une sensation (ainsi lorsque je veux entendre un bruit particulier ou sentir une fleur). La SR intervient aussi dans les processus de veille et de sommeil. Pendant la sophronisation, les sensations intéroceptives, arrêtées en temps normal, peuvent passer. Sources alors de sensation globale, elles concourent à l'intégration de notre schéma corporel. Dans un corps calme et détendu, un mouvement va «s'entendre», se ressentir de façon plus riche, permettant une meilleure intégration dans la conscience de ce territoire. L'abaissement des informations, tant intérieures (calme musculaire, respiratoire) qu'extérieures, met au repos la SR, permettant une récupération profonde du système nerveux (comme pendant le sommeil). Rappelons que la fermeture des yeux provoque l'apparition d'ondes alpha, source et signe de repos cérébral.

Le système neurovégétatif

Il régule les grandes fonctions de l'organisme. Dans le stress, il est le premier sollicité. Pendant la sophronisation, on observe des modifications biologiques, circulatoires, respiratoires, musculaires qui vont toutes dans le sens d'une régulation, d'une mise au calme.La sensation de bien-être de récupération n'est pas une «impression», mais bien un vécu fondé sur un réel bénéfice physiologique.

Le chemin de l'intime

«L'homme s'agite en dehors de lui», **dit Paul Valéry; et, pour Blaise Pascal,** ***«le malheur de l'homme est qu'il ne sait rester seul dans sa chambre».*** **La pratique sophrologique nous sort d'un monde qui nous happe en permanence, nous met** ***«hors de nous».*** **Elle nous recentre et nous équilibre.**

L'être humain est unité. Tonus mental et physique sont indissolublement liés, chacun agissant sur l'autre. La sophronisation renforce leur lien et l'utilise.

La sophronisation

La sophronisation est le nom donné à l'exercice pratique spécifique à la sophrologie. Entraînement personnel ou dirigée par le sophrologue, elle suit un protocole rigoureux.

Déroulement

Une sophronisation* est un moment de rencontre avec soi-même. Précédée d'un dialogue avec le sophrologue, dialogue présophronique* qui permet de se mettre d'accord sur l'objectif recherché et l'exercice qui convient, elle est suivie du dialogue postsophronique*, qui permet d'échanger.

La sophronisation

Elle commence par l'induction (appelée aussi la descente), qui permet le lâcher prise et d'arriver au niveau sophroliminal. L'induction dite « schéma corporel », qui appelle progressivement tous les territoires musculaires à la détente, est la plus usuelle. La descente peut se faire aussi à l'aide d'une image, d'une respiration, d'une sensation…

Au niveau sophroliminal, l'accès est alors ouvert au travail sur soi. L'activation* est l'exercice à visée spécifique pratiqué à ce moment. Par exemple, si le but est de mieux faire face à une difficulté à venir, il peut s'agir alors de se visualiser en train de vivre cette situation le mieux possible. Si la demande est de calmer ses émotions, il peut s'agir d'un travail sur la respiration ou les battements du cœur.

Les pauses phroniques viennent régulièrement ponctuer les phases de l'exercice, créant des temps d'arrêts nécessaires à la capitalisation et à la mémorisation des sensations. En fin de séance, une pause phronique de totalisation reprendra l'ensemble des vécus, les unifiant en quelque sorte.

La dernière étape est la désophronisation (ou reprise).

Une relaxation paradoxale

La sophronisation n'est pas la relaxation ni encore moins un moment de seule détente. Au sein même de la détente la plus profonde s'effectue un travail d'éveil, nécessitant une concentration. La détente est, plus que le but, le moyen de cette conquête de soi.

C'est la remontée vers l'état de veille ordinaire et de son tonus musculaire habituel. Le sophrologue demande à voix plus forte au sophronisé deserrer les poings, de faire bouger ses mâchoires, de s'étirer et de respirer profondément plusieurs fois avant d'ouvrir les yeux. La reprise est un temps essentiel pour retrouver le tonus nécessaire à la vie quotidienne.

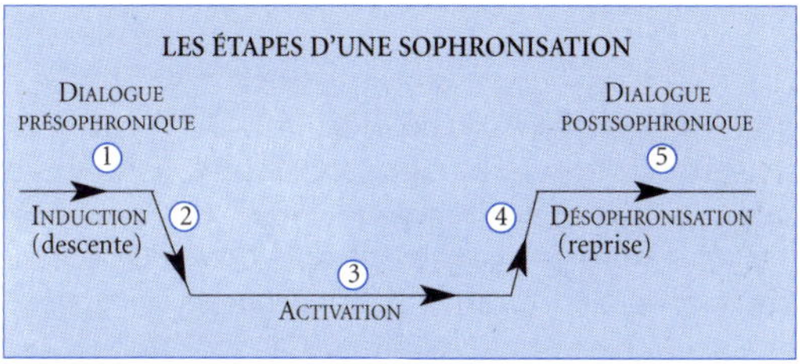

Dialogue postsophronique ou phénodescription

C'est le temps de recueil de l'expérience vécue, le relevé brut des sensations sans interprétations. Ce moment, temps de parole après l'exercice, est très spécifique à la sophrologie. Mettre en mots ses sensations, oralement ou par écrit, permet de se réapproprier encore le vécu, de lui donner toute son importance. Pour soi-même, avec le groupe ou avec le sophrologue, parler de soi, de ses sensations, loin d'être narcissique, est, au contraire, un temps d'ouverture à soi et aux autres. Sentiments, réflexions ne sont pas exclus, mais ne viennent qu'en second lieu.

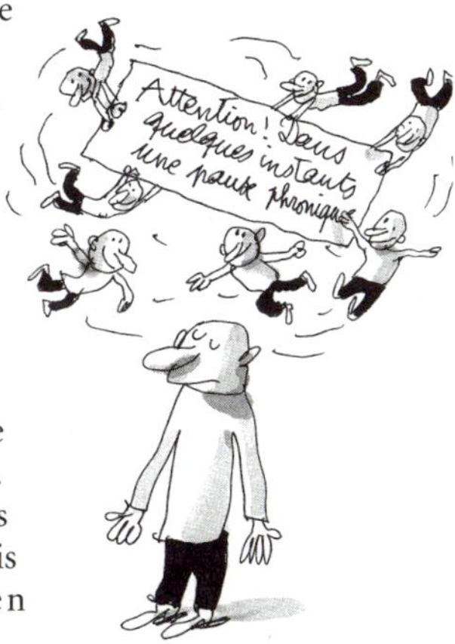

Un moment de plaisir

Au-delà de l'objectif recherché, la sophronisation offre toutes sortes de variantes, de rencontres de son corps au souffle de l'instant, de moments de jeu avec le monde des sensations. Ces « figures libres » s'associant à celles imposées (exercices définis) donnent à la sophrologie son aspect vivant et créateur.

La sophronisation est un processus rigoureux excluant l'improvisation. Pour le sophronisé, c'est la possibilité de se laisser aller en confiance et l'assurance d'absence de la moindre manipulation.

La sophronisation de base

La sophronisation de base est le premier module d'entraînement, le kit indispensable. C'est une promenade dans le paysage de son corps. Les bénéfices de ce simple parcours sont étonnants.

La sophronisation de base (SB)

Cet exercice de base est celui par lequel le sophronisé* va apprendre à se détendre, à « lâcher prise » pour parvenir au niveau sophroliminal*. C'est la première expérience d'un rapport nouveau au corps, intime, et l'ouverture à un champ d'action personnel. Chaque territoire du corps est appelé à se détendre et à se ressentir. Entre chaque région du corps, un temps (10 à 20 secondes) est laissé, permettant l'intégration des sensations. La durée classique est de 10 minutes.

Exemple de texte (*terpnos logos*)

« *Installez-vous confortablement. Fermez les yeux. Détendez bien les muscles de votre visage, le front, les yeux, les mâchoires, toute la tête. Relâchez les muscles du cou, de la nuque. Laissez la détente gagner les bras, les avant-bras, les mains, détendez complètement vos bras. Vous pouvez relâcher les muscles du thorax, les muscles du dos. Laissez la paroi abdominale bouger librement. Prenez conscience et détendez les muscles du bassin, le périnée, les muscles fessiers. Laissez bien les jambes se poser sur le sol. Détente des hanches, des cuisses, des mollets, des chevilles, des pieds. Sentez maintenant tout votre corps plus libre, plus détendu. Laissez bien venir les sensations. Respirez tranquillement, laissez la respiration se faire plus bas dans votre ventre, en favorisant plutôt le temps de l'expiration. Laissez-vous aller comme au bord même du sommeil.*

IRTER

C'est une séquence à cinq temps pour éveiller un territoire dans le champ de la conscience. Exemple : vous inspirez (I) en mettant les mains derrière la nuque, rétention de l'air (R) et tension (T) douce de tout le corps (visage, épaules, bras, thorax, abdomen, bassin, jambes), expulsion de l'air (E), vous soufflez, récupération (R).

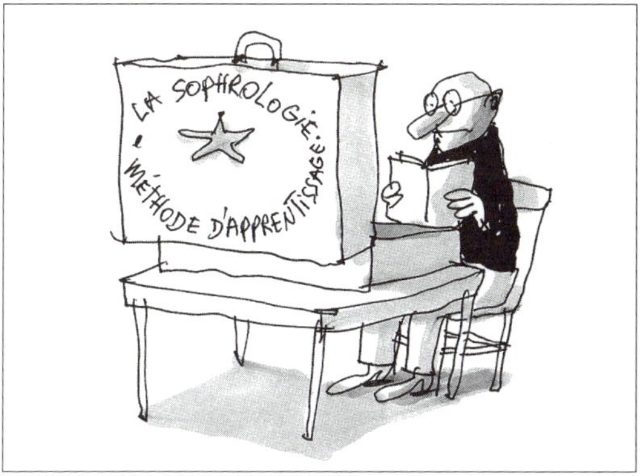

Prenez conscience du bien-être et des sensations présentes (2 minutes de silence). Prenez conscience de la détente mentale et physique de ce moment, que vous pourrez reproduire quand vous le souhaiterez. Maintenant, nous allons faire la reprise : respirez profondément plusieurs fois en activant bien l'inspiration. Bougez les pieds, serrez les mains, remuez les mâchoires, étirez-vous et, quand vous serez prêt, ouvrez les yeux. »

La toute première fois

Lors de la première sophronisation, c'est souvent l'étonnement : sensation d'abandon, de calme, découverte de sensations intérieures, de la respiration abdominale, un moment de plaisir et d'intimité suivi d'une sensation de mieux-être.

La sophronisation de base vivantielle* (SBV)

Alfonso Caycedo introduit en 1989 la SBV pour s'éloigner du discours encore très relaxant et musculaire et pour favoriser plutôt le vécu global, la « vivance* ». Cette sophronisation est caractérisée par quatre éléments nouveaux.

Le *terpnos logos** détaille moins les parties du corps. Pour la détente du visage, par exemple, on dira : « *Prenez conscience de la forme de votre visage sans tension.* » Une activation* de tout le corps est intégrée. Elle consiste en une inspiration suivie d'une rétention respiratoire (apnée inspiratoire) avec tension douce de tout le corps, puis expulsion et récupération. Cette séquence est dite IRTER. Les pauses sont dotées de noms nouveaux: pause phronique d'intégration ou de totalisation. L'exercice se termine toujours par la proposition d'activer les capacités de confiance, d'harmonie et d'espoir.

La sophronisation de base est une méthode d'apprentissage de la détente qui ouvre l'accès à un vécu intérieur. Sur cette séquence de base se greffent des exercices liés à l'objectif recherché.

Activations respiratoires

Se détendre, récupérer, gérer les émotions sont les demandes les plus fréquentes. Divers exercices fondés sur la respiration y répondent.

Le réflexe respiration

Une respiration lente, favorisant le temps expiratoire qui stimule le parasympathique, procure de la détente. Plusieurs fois par jour, pensez à respirer plus lentement et plus bas.

Physiologie de la respiration

Le grand muscle de la respiration est le diaphragme. C'est un muscle circulaire en forme de dôme (troué au centre) qui sépare le thorax de l'abdomen. Quand nous inspirons, il s'abaisse pour que les poumons se remplissent d'air. Il appuie alors sur les viscères de l'abdomen, le ventre se gonfle : c'est la respiration abdominale. Mais cette respiration naturelle, physiologique, que l'on observe bien chez l'enfant, disparaît peu à peu. On nous apprend à tort à inspirer en gonflant la poitrine et en rentrant le ventre ! En cas de stress, la respiration s'accélère et monte encore plus haut ! Les exercices de sophrologie proposent de retrouver notre respiration naturelle, dite abdominale. Ainsi stimulé, le parasympathique (du système nerveux végétatif), qui est activé en phase expiratoire, peut alors commencer sa fonction : remettre tout au calme dans l'organisme (par exemple après un choc, une émotion).

Entre inspiration et expiration, un court temps d'arrêt naturel existe, appelé apnée. Cette apnée, lorsqu'elle est inspiratoire (après l'inspiration), amène une hyperoxygénation cérébrale qui modifie le contact avec le corps et les pensées. Le yoga principalement, mais aussi la sophrologie, offrent cette possibilité en utilisant ce temps d'arrêt.

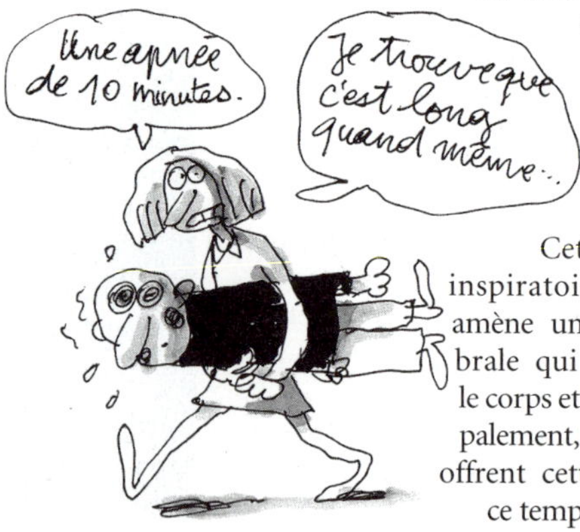
Une apnée de 10 minutes.
Je trouve que c'est long quand même...

Activations* respiratoires simples

– Élargir la respiration, en respirant plus bas dans le ventre et en allongeant le temps expiratoire, source de détente.

– Approfondir la détente, en contemplant mentalement un rythme tranquille de la nature, comme des vagues, le vent sur un champ de blé, etc. L'image et la respiration se renforcent mutuellement.

– Inspirer en associant symboliquement de la détente ou de l'énergie et souffler (pour expulser) ses tensions (ou les choses négatives du moment).

Le *neti krya*

Le lavage du nez, appelé *neti krya* ou *kafa cleaning*, précède certains exercices pour favoriser la respiration. Un récipient, le *kafa*, permet de faire passer de l'eau tiède et salée d'une narine à l'autre. Pour les médecins, c'est un exercice de nettoyage des voies respiratoires. Pour les yogis, c'est un exercice symbolique de purification.

La sophrorespiration synchronique

Cet exercice nous propose d'utiliser la respiration et l'apnée inspiratoire comme renforcement d'une sensation, d'un projet.

Exercice de *terpnos logos** : « *Maintenant, vous choisissez un mot, une phrase que vous voulez intégrer, vivre au quotidien, ce peut être "détente", "harmonie", "je suis capable de", etc. Vous inspirez lentement et profondément et, quelques instants, vous bloquez la respiration et vous vous dites ce mot, cette phrase dans votre tête, puis, en soufflant doucement, vous le laissez s'inscrire dans votre corps, jusque dans chaque cellule. Vous faites cet exercice trois fois à votre rythme…* »

Utilité

Cela permet l'intégration du schéma corporel, la détente, l'oxygénation, mais aussi de gérer la douleur. La respiration accompagne bien les contractions de l'accouchement pour leur permettre d'être efficaces, sans blocage ni panique.

Dans tous les phénomènes émotionnels, notamment le trac, quelques respirations avec une expiration plus longue et plus profonde ramènent le calme.

La respiration est un outil simple, toujours disponible et puissant. Retrouver cette respiration physiologique naturelle incline à vivre plus détendu, mieux oxygéné, en meilleure forme.

Trois exercices de base

Trois exercices, parmi les plus courants, sont basés sur le principe d'action positive et, d'une façon plus générale, illustrent le fonctionnement de la méthode.

Somatisation positive

« Le cerveau humain ne s'est pas seulement spécialisé dans la somatisation du négatif, qui est la seule chose que nous ayons étudiée scientifiquement en médecine occidentale, mais il possède aussi des mécanismes de somatisation positive. »
Alfonso Caycedo

Du négatif au positif

Reprendre confiance en soi et dans le monde est une demande fréquente à laquelle ces exercices répondent. Se tourner vers le positif n'est pas une démarche d'aveuglement ou d'ignorance, mais un choix pour une dynamique personnelle, une attitude de vie.

Sophrodéplacement du négatif (SDN)

On commence souvent par cet exercice dans lequel « on vide le négatif ». Le mot « négatif » étant en lui-même abstrait, le sophronisé* lui donnera un contenu précis, une image, une phrase, un mot, une représentation comme code d'accès, de transcription.

Exercice de *terpnos logos** (région du visage) : « *Vous inspirez, vous bloquez la respiration et maintenant vous tendez tous les muscles du visage, front, paupières, joues, mâchoires. Sentez toutes ces tensions, et maintenant, en soufflant, vous videz toutes ces tensions. Quelques respirations simples et, chaque fois que vous soufflez, videz le négatif inscrit dans cette région, expulsez-le, faites la toilette du négatif. Et maintenant, prenez conscience de la forme de votre visage sans tension…* »

Sophroprésence immédiate (SPI)

Dans cet exercice de détente, d'énergie, de confiance en soi, on va se recharger de positif.

Exemple de *terpnos logos* de SPI (pour les bras) : « *Vous inspirez. Rétention, tension douce des bras, avant-bras, mains, poings fermés. Vous installez le positif dans ces territoires et vous soufflez. À chaque expiration suivante, vous continuez à charger en positif cette région.»*

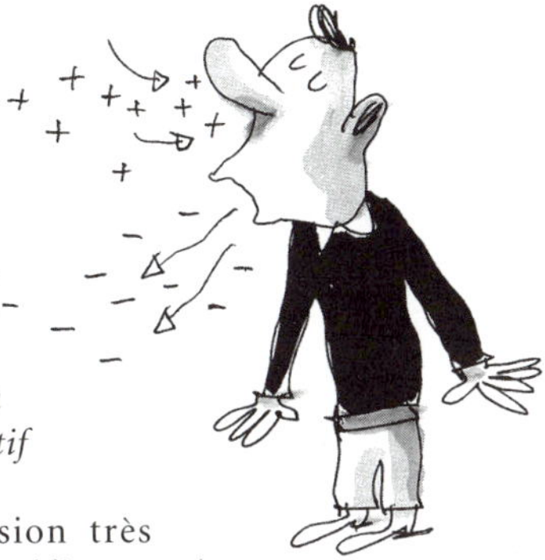

Une autre version très simple et efficace (dite *prana*) :

«En position debout, vous inspirez. En inspirant, vous fléchissez les avant-bras et amenez les mains aux épaules ; en même temps, vous vous formulez une phrase ou un mot, ou même une image qui représente le positif que vous cherchez. Vous bloquez la respiration et laissez ce mot vivre en vous, s'inscrire en vous à votre façon. En soufflant, vous baissez les avant-bras doucement et laissez ce mot s'inscrire en vous comme dans chaque cellule de votre corps.»

La sophrologie comme «plan Marshall»

Après avoir éliminé l'ennemi, l'avoir repoussé hors des frontières (vider le négatif), il faut encore reconstruire le pays. Positiver, c'est partir des ressources présentes et passées (culture) pour créer l'avenir.

Sophromnésie senso-perceptive (SMSP)

Dans cet exercice, il s'agit de sentir nos ressources oubliées.

Exemple : *«Vous allez maintenant chercher un moment heureux, un souvenir heureux que vous évoquez parfois spontanément. Ce moment, essayez de le retrouver dans toute sa richesse sensorielle, ce que vous voyez, les lieux, l'endroit où vous êtes, la position de votre corps, ses gestes, vos sensations tactiles, vos habits, mais aussi le contact avec le sol, l'air ambiant. Les sons, les bruits, la nature, les voix, la musique, peut-être un goût. Sentez en vous le bien-être de cet instant, éprouvez-le à nouveau avec les idées qui s'y associent, la sensation d'harmonie, de confiance. Mémorisez cet instant, ce capital bien-être à votre disposition pour le retrouver quand vous le désirerez.»*

Les exercices axés sur le positif permettent de débloquer les tensions et d'inverser la tendance à la dépréciation. C'est choisir une vision dynamique de son expérience sophrologique et de sa vie.

Bâtir l'avenir

Se projeter dans l'avenir, c'est avoir un projet sur soi, c'est créer sa vie. Ces exercices sont des clés d'accès à un futur à inventer.

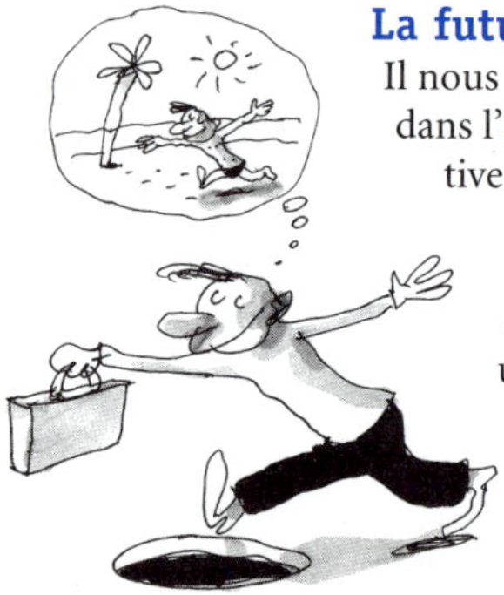

La futurisation

Il nous est possible de nous projeter dans l'avenir, et cette image projective de nous entraîne une dynamique du présent allant à sa rencontre. On peut donc se programmer un futur dans les limites du principe de réalité objective (il ne s'agit pas de rêver ou de fantasmer le futur). Quand on sait que l'un des premiers signes de dépression est la perte de l'anticipation, du projet, il est aisé de comprendre combien il est utile de restaurer chez une personne une capacité à se visualiser dans l'avenir. Les deux exercices de futurisation* suivants l'illustrent de façon variée.

Sophroacceptation progressive (SAP)

Il s'agit de se projeter dans l'avenir dans un état qui est celui que l'on recherche : bien-être, aisance, équilibre. Il existe deux façons de procéder : se voir (sorte de photographie ou de film) ou se sentir dans cette situation et en éprouver à l'instant le bien-être. La projection dans un temps de deux mois permet ce travail de rapprochement, de conquête de son propre projet. Il y a là une sorte de démarche naturelle, de challenge avec soi-même.

Exercice de *terpnos logos* * (niveau sophroliminal*, après l'induction) : « *Et maintenant, vous allez vous projeter dans deux mois, dans une situation de votre vie quotidienne, dans un lieu réel. Vous voyez le lieu choisi*

Rêves et projets

Rêver ne s'enseigne pas, se projeter dans l'avenir demande une confiance et une maîtrise de soi. La sophrologie permet de rendre vivant, palpable, l'état souhaité.

et vous le précisez, vous pouvez ajouter d'autres sensations. Vous vous voyez dans ce lieu, vous observez votre visage et vous êtes étonné de ce calme, de cette harmonie qui se dégage de vous. Vous prenez plaisir à vous considérer ainsi, vous sentez en ce moment dans votre corps le bien-être qui correspond…, vous fixez, mémorisez cette image… Maintenant, vous revenez au moment actuel, dans cette pièce, avec vos sensations de l'instant… Chaque jour, vous allez vous entraîner et retrouver cette image de ce que vous souhaitez être, plus en harmonie, en équilibre… »

L'intérêt et les applications de cette expérimentation consistent à créer une dynamique personnelle, à lutter contre le fond dépressif. Cet exercice peut aussi s'adapter pour passer une étape difficile : par exemple dans l'accouchement, où la mère se voit avec son enfant déjà né. On l'utilise aussi pour le réveil après une intervention chirurgicale ; dans ce cas, l'accent est moins mis sur la sérénité et l'harmonie que sur la simple visualisation d'un état correspondant au but recherché, cohérent avec l'intervention.

Mieux vivre le changement

Changer, c'est perdre un passé connu pour un avenir inconnu. La SAP, qui permet par l'image de s'approprier le futur et de le vivre positivement, permet ensuite de vivre la nouvelle situation avec un acquis, une provision d'images positives.

Sophrocorrection sérielle (SCS)

On s'entraîne à regarder ce qui nous attend (cela implique, auparavant, la pratique et la maîtrise des exercices de base). Il s'agit là de faire face à une situation à venir désagréable ou difficile à vivre (petite phobie, passage d'examen, entretien d'embauche…). On commencera par voir cette situation ; à ce moment, bien souvent, certains troubles se manifestent (battements de cœur rapides, sensation pénible, respiration courte, sueur). On demande alors au sophronisé* de faire en douceur des allers-retours entre une image de détente et la situation difficile à apprivoiser, peu à peu, par petites touches. Le but est d'arriver à se voir en situation sans angoisse, maître de soi et à l'aise (une respiration calme, des gestes maîtrisés, un sentiment de confiance, sans chercher un état idéal !).

Chaque fois que nous pouvons nous projeter dans un futur agréable, nous luttons contre l'angoisse du lendemain, contre la déprime, nous restaurons la confiance en soi.

Techniques spécifiques

Des exercices pratiques, au déroulement précis, répondent à des objectifs définis. Des plus simples aux plus complexes, ils permettent une pratique adaptée et évolutive.

La gamme sophrologique

Avant de jouer son propre morceau, il est nécessaire de bien posséder ses gammes. En sophrologie, cela correspond aux sophronisations de base et aux activations respiratoires et positives.

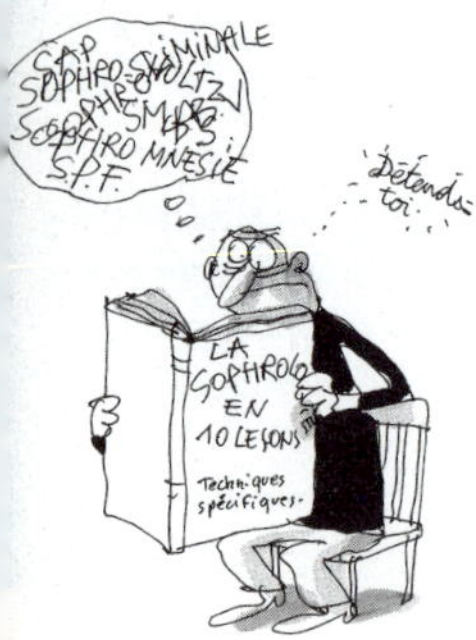

Des réponses à des demandes

Alors que la relaxation dynamique de Caycedo* (RDC) est utilisée pour un objectif à long terme d'équilibre et d'épanouissement, les techniques spécifiques apportent des réponses adaptées à des problèmes précis. Des demandes de meilleur sommeil, de confiance en soi, de préparation à un examen vont nécessiter des approches différentes. Les techniques spécifiques sont des exercices codifiés dans lesquels on peut puiser selon les besoins. Elles ne s'utilisent que lorsque le patient a déjà acquis, par la sophronisation de base, un accès au niveau sophroliminal*, à son univers intérieur, une compréhension de sa démarche. Les activations respiratoires, les renforcements positifs précéderont l'utilisation d'un exercice spécifique, qui prendra alors toute sa richesse. Elles peuvent aussi s'associer à la relaxation dynamique* : à chaque degré de RDC correspond un ensemble de techniques dans un souci de progression douce. Ainsi, à la RDC I correspondent les techniques qui se déroulent dans le présent ; à la RDC II, celles du futur ; à la RDC III, celles du passé. L'évolution et la maturation de la personne, dues à son entraînement antérieur, lui permettent alors de faire face à la venue éventuelle de souvenirs négatifs.

Techniques de présentation* (sur le présent)

Les sophronisations de base (SB et SBV), la sophro-respiration synchronique, le sophrodéplacement du négatif (SDN), la sophroprésence immédiate (SPI) ont déjà été décrits plus haut.

La sophro-Schultz: elle résulte de l'activation* de la relaxation par les sensations de lourdeur et de chaleur.
La sophrosubstitution sensorielle: elle consiste à changer une sensation par une autre qui la remplace progressivement. Elle est utilisée en analgésie ou anesthésie, notamment pour les soins dentaires.
La sophrostimulation locale (SSL), ou focalisation: c'est une action de concentration mentale sur un organe ou une fonction pour en favoriser ou modifier le fonctionnement.
La protection sophroliminale du sommeil (PSLS): elle consiste à visualiser un bon endormissement, à induire que la nuit continuera à être de qualité et à visualiser un bon réveil accompagné d'une phrase ou d'un comportement agréables (très efficace).

Un voyage et des options

Si la destination du voyage sophrologique est le corps, des options de visite sont ensuite proposées. Ces options, appelées activations ou techniques, permettent à chacun de visiter plus à fond, selon ses goûts et ses nécessités, ce qu'il souhaite (partie du corps, respiration, image, futur, etc.).

Techniques de futurisation* (sur le futur)

La sophroacceptation progressive (SAP), la sophrocorrection sérielle (SCS) : *voir* pp. 26-27.
La sophroprogrammation future (SPF): il s'agit de se projeter après un événement difficile en racontant sa réussite de façon riche et sensorielle.

Techniques de prétérisation* (sur le passé)

La sophromnésie positive simple (SMPS): elle consiste à revoir un souvenir positif.
La sophromnésie senso-perceptive (SMSP): elle a déjà été décrite plus haut.
La sophrosubstitution mnésique: c'est introduire du positif dans un souvenir négatif.
La sophrostimulation mnésique (SMN): elle équivaut à revivre un moment d'apprentissage (pour stimuler la mémoire).
La sophrointégration mnésique (SIM): elle aboutit à revivre des souvenirs positifs des trois âges de la vie.

Les techniques spécifiques ont été mises au point pour répondre de façon efficace aux demandes ponctuelles. Elles nécessitent auparavant un entraînement sophrologique de base.

La relaxation dynamique de Caycedo (RDC)

La RDC induit un ensemble structuré en degrés d'exercices progressifs en mouvement et de pratiques méditatives. Elle apporte une réponse globale aux demandes d'équilibre et de bien-être.

Une pratique en groupe

Chaque degré se déroule sur deux mois environ, avec un entraînement par semaine, et coïncide ainsi avec une année scolaire. Pratiquer et partager sur une année ces quatre degrés est une expérience inoubliable.

Origine et but

Après son voyage en Orient (1965-1968), Alfonso Caycedo a créé la relaxation dynamique de Caycedo* en s'inspirant des techniques ancestrales de l'Inde, du Tibet et du Japon, où l'on utilise des postures pour développer les capacités de sa conscience. Dans la RDC, on favorise la connexion corps-mental par des mouvements, des tensions musculaires et des apnées (*voir* pp. 58-59). Puis, lorsque le corps est à nouveau au repos, on prend conscience des sensations amenées par l'exercice: c'est la rencontre vivantielle avec soi-même. On constate alors que l'éveil physique a entraîné un éveil mental: la conscience est plus ouverte, élargie, et l'on se connaît mieux.

Structure et fonctionnement

Chaque degré propose un ensemble d'exercices qui concourent à un objectif précis. Chaque exercice est répété trois fois pour sa pleine intégration. Les quatre premiers degrés sont regroupés en un cycle réductif (ou fondamental), qui fut le seul jusqu'à la fin des années 1980 et qui reste le plus utilisé en raison de sa simplicité. Caycedo ajoutera par la suite deux nouveaux cycles, l'ensemble constituant la méthode Alfonso Caycedo*.

La RDC I

C'est le premier degré, dit concentratif, dans lequel on s'attache à vivre la présence de son corps (vivance phronique* de la corporalité).
Après la pratique du *kafa*, il propose une série de

tensions-détentes en position debout: activations* respiratoires et stimulation des épaules, bras, avant-bras, poignets, tronc, jambes. Une première étape d'entraînement à la méditation consiste à laisser venir une image d'un objet neutre (rocher, nuage, etc.).

La RDC II

Deuxième degré, dit contemplatif, dans lequel on vit surtout sa dimension mentale (vivance phronique de l'esprit). Il se pratique assis. Il propose comme objet de contemplation son propre corps, sur lequel on peut prendre perspective (corps limité, conscience illimitée). Après une activation de la tête, des bras, des jambes, débute un travail très original sur les cinq sens (perception de l'organe lui-même, toucher ses yeux, ses oreilles, faire varier les sensations).

La RDC III

Elle intègre le troisième degré, dit réflexif (vivance phronique de la rencontre corps-esprit). Débute debout, les mains sur le bas-ventre, respiration basse, tension globale de tout le corps, puis position assise et installation dans une position dite zen*: assis au bord de la chaise, mains sur le bas-ventre, dos cambré, épaules dégagées. Dans cette posture sont effectués trois sophrodéplacements du négatif (SDN) suivis d'une grande pause phronique de totalisation. Une marche yeux semi-ouverts, rythmée sur la respiration, sera suivie d'une nouvelle posture zen (assis yeux semi-ouverts), suivie de trois SDN.

La RDC IV

Mise en place après le séjour d'Alfonso Caycedo en Colombie et reliée à son projet de sophrologie sociale, elle est fondée sur la prise en compte des «valeurs de l'existence» proposées ou à choisir au sein même de la méditation (liberté, responsabilité...). L'exercice se fait debout, bras levés; on vit la présence dans son corps de la valeur choisie, en alternance avec la présence du monde extérieur.

Une méthode souple

Pour ses patients ou ses élèves, le sophrologue* peut sélectionner certains exercices et monter un protocole dans un but précis, qui prend alors le nom d'entraînement sophrologique caycédien*.

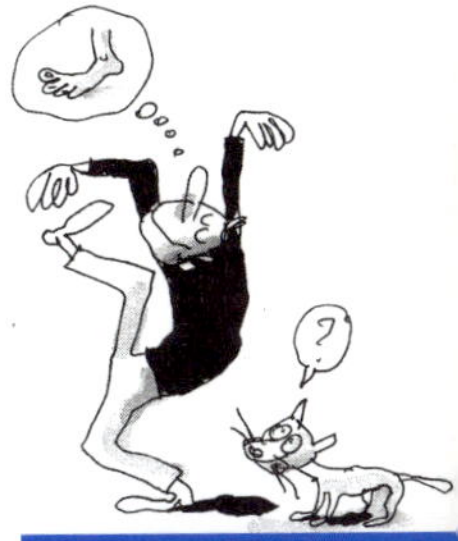

La relaxation dynamique* est un formidable entraînement de groupe qui amène la personne d'une simple relaxation à une intégration globale de l'unité corps-conscience-monde, source d'équilibre.

Déroulement d'une séance et suivi

Une séance se déroule selon un processus précis. Le nombre et le rythme des séances dépendent du projet et des vécus successifs.

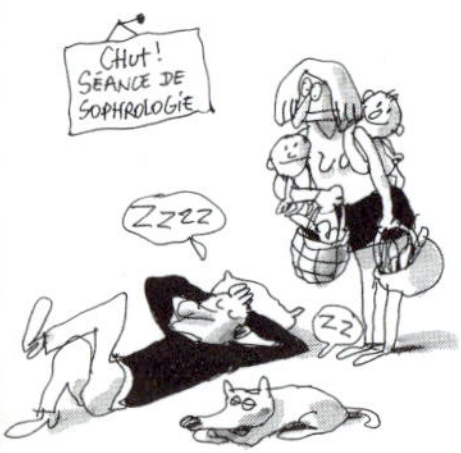

La première séance

Cela commence par une présentation générale de la demande et une réponse du sophrologue* (éclaircissements sur la sophrologie si nécessaire). Puis intervient l'anamnèse*, qui est l'interrogatoire concernant l'histoire du trouble, son passé. Le questionnement se fera sur les troubles ressentis et sur les habitudes de détente, le lien au corps, le sommeil, le rapport au temps. Son propos est davantage tourné vers le « comment y arriver » et le « que faire » que sur les causes (« pourquoi c'est comme cela »).
Le contrat : il s'agit de définir le travail à faire ensemble en tenant compte de la demande précisée et placée dans le contexte de la sophrologie. Une ligne générale est définie, un exercice choisi. Son choix, son intérêt doivent être expliqués, le lien avec la demande mis en avant, sa mise en perspective dans un projet général clairement montrée. Ce travail d'explication est nécessaire pour sécuriser et permettre le « lâcher prise ». Par la suite, le sophronisé* répétera aussi plus facilement un exercice dont il a compris le sens (nécessité de l'entraînement).
La sophronisation : elle intègre en activation* l'exercice choisi. Le dialogue postsophronique* : il permet de recueillir le vécu du sophronisé*, d'ajuster éventuellement l'exercice fait à la maison. Les consignes interséances : il s'agit de ne pas isoler la pratique sophrologique du quotidien. On déterminera quelques points de travail dans la vie quotidienne en rapport avec la demande (observation de tensions, respiration, éveil sensoriel, meilleure position de travail...).

Le positif mis en avant

Alfonso Caycedo a donné le nom de sophroanalyse vivantielle* (SAV) au travail de recueil et de réflexion sur les vécus de la séance. On cherchera à mettre en avant les éléments positifs. Ils serviront de base à l'entraînement à venir.

Entre les séances

Le bénéfice de la sophrologie est lié à la pratique, à l'entraînement. Comme le pianiste fait ses gammes et joue ses morceaux, le sophronisé répète, revit l'exercice quotidiennement si possible. Chaque fois, le vécu est différent et enrichit les précédents. Il s'agit aussi d'être à l'écoute de ses sensations dans la journée et d'essayer d'introduire plus d'harmonie dans sa vie quotidienne.

Contrat de confiance

Dire ce que l'on va faire pendant la sophronisation, faire ce que l'on a dit, parler de ce que l'on a fait: triade de l'alliance*, base de la confiance.

Déroulement des séances, suivi

Une séance dure de 30 à 45 minutes. La sophronisation (qui dure de 10 à 15 minutes) peut être enregistrée, et la cassette, remise en fin de séance, favorisera l'entraînement chez soi. Après la première, chacune des séances commence par le compte rendu du temps écoulé. C'est plus un rapport de sensations, d'observations, que de sentiments ou de jugements. Un autre exercice sera proposé, tenant compte du contrat de départ et des acquis; de nouvelles propositions seront alors établies après accord. Rythme et durée dépendent du besoin. Toutefois, sauf cas d'urgence, un espacement de 8 jours semble le minimum pour permettre un suivi, les résultats étant plus liés à l'entraînement personnel qu'au nombre de séances. Les diverses cassettes enregistrées sont alors comme une bibliothèque où l'on peut puiser en cas de besoin et selon l'envie.

Une séance est un acte dynamique où chaque étape a son importance. Le matériau de travail est le rapport des vécus d'entraînement et des modifications au quotidien. Durée et rythme des séances sont définis dans le cadre de l'alliance* sophronique.

Séance individuelle ou de groupe?

Pour répondre à une demande thérapeutique ou pour un projet bien défini, l'individuel est nécessaire. En effet, il s'agira d'adapter précisément le choix des exercices et leur progression au cas par cas. La pratique en groupe correspond plutôt aux demandes de détente générale, d'équilibre, d'épanouissement. Elle suit un chemin bien déterminé, celui de la RDC, le même pour tous. L'association des deux, individuel et groupe, est très bénéfique.

La sophrologie caycédienne

En 1990, Alfonso Caycedo ajoute à la sophrologie de nouveaux concepts, de nouvelles méthodes, et la dote d'une nouvelle appellation : la sophrologie caycédienne.

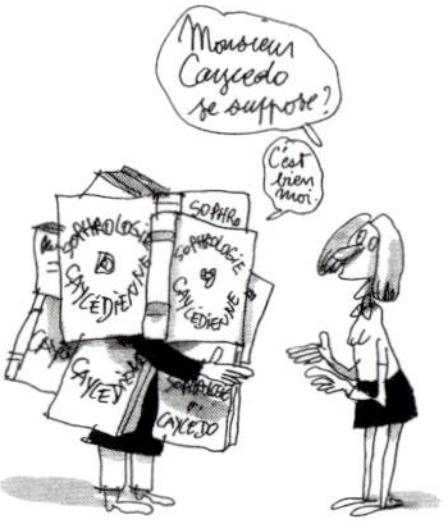

La sophrologie caycédienne

Alfonso Caycedo apportera de nouveaux concepts et huit nouveaux degrés s'appuyant sur :
– une épistémologie, pour expliquer l'aspect théorique, les nouveaux concepts (comme la vivance phronique*, le moi phronique…) ;
– une méthodologie, pour la mise en pratique des concepts : la méthode Alfonso Caycedo* (divisée en trois cycles de quatre degrés chacun) ;
– une sémantique, pour doter la sophrologie caycédienne d'un vocabulaire propre et spécifique.

La vivance phronique

C'est un nouveau terme destiné à porter l'accent sur le vécu de la rencontre de l'esprit et du corps dans les profondeurs de la conscience pendant une sophronisation. C'est une rencontre phénoménologique sans *a priori*. Avec l'entraînement, ces prises de conscience successives, répétées, vécues en profondeur, permettent la mise au jour d'éléments (structures) qui composent la conscience et qui étaient ignorés jusque-là… C'est un processus qui se déroule en trois étapes : d'abord la prise de conscience de ces structures (découverte), puis leur intégration (conquête), enfin la transformation qu'elles provoquent en nous. À terme, la conscience s'élargit, on est plus éveillé à soi et aux autres, plus tonique et plus calme, plus libre et plus responsable dans ses valeurs propres. C'est l'existence sophronique. La vivance phronique est la base de la méthode Alfonso Caycedo et ne peut exister que si elle est pratiquée, répétée (loi de la répétition vivantielle). Les exercices pratiques (douze degrés) qui composent la méthode Caycedo ne sont que des outils créés pour activer ce processus de vivance, pour pouvoir le ressentir, le vivre. À chaque degré correspond l'activation* d'une vivance spécifique (la respiration, le corps, l'esprit, etc.).

« La vivance phronique est l'axe du processus qui mène à la découverte de la conscience et des valeurs de l'existence, qui est l'objectif fondamental de la sophrologie caycédienne. »
Alfonso Caycedo

Le moi phronique

Au fur et à mesure de l'entraînement aux exercices, le moi peu à peu se transforme et devient un moi phronique, c'est-à-dire le moi propre à la sophrologie. Le moi phronique est composé des quatre structures qui, pour Alfonso Caycedo, composent l'être humain: les dimensions corporelle et mentale, la conscience phronique, l'âme phronique (énergie responsable de l'intégration de la conscience elle-même, le mot étant ici sans connotation religieuse). La pratique des exercices des trois cycles mène à une expérience vivantielle de plus en plus profonde de ces quatre structures.

La région phronique

C'est l'espace nouveau de la conscience qui vient d'être découvert par la pratique du premier cycle. « *Le corps et l'esprit établissent une relation phénoménologique qui se transforme en moi corporel et en moi présentiel. La région phronique se situe à leur point de rencontre* » (Alfonso Caycedo). La conquête et la transformation se poursuivent pendant les deuxième et troisième cycles. La pratique sophrologique est un moyen pour accéder à cette « conscience de la conscience ».

Découverte et conquête de l'existence sophronique dans la méthode Alfonso Caycedo		
1er cycle	2e cycle	3e cycle
Moi phronique réductif →	Moi phronique radical →	Moi phronique existentiel
↓	↓	↓
Dimension corporelle Dimension mentale	Conscience phronique Âme phronique	Existence sophronique

En quarante ans, Alfonso Caycedo n'a cessé de doter la sophrologie de nouveaux outils. Il poursuit sa recherche d'un nouveau langage au service d'une nouvelle conscience de soi et du monde.

La méthode Alfonso Caycedo

La méthode mise au point par Alfonso Caycedo pour pratiquer la sophrologie caycédienne implique douze degrés et se déroule sur plusieurs années.

L'aboutissement d'une pratique

En fin d'entraînement, les acquis sophrologiques se transfèrent dans tous les domaines de la vie, « *laquelle devient une nouvelle façon d'être au monde, une nouvelle quotidienneté* » (Alfonso Caycedo).

Un ensemble de techniques

La méthode Alfonso Caycedo* est composée des douze degrés de la relaxation dynamique de Caycedo* (RDC) et des techniques spécifiques correspondantes. Ces douze degrés sont divisés en trois cycles : réductif, radical, existentiel. Durant chaque cycle, il s'agit d'activer progressivement le processus de vivance* en allant chaque fois plus profond dans la prise de conscience de ce qui se passe à ce moment-là. À terme, il s'agit de la conquête de la région phronique, lieu de rencontre corps-esprit. La pratique de la méthode apporte un élargissement de la conscience qui va se répercuter sur tous les domaines de l'existence (l'existence phronique).

Place des trois cycles

C'est à la fin des années 1980 que les deuxième et troisième cycles seront ajoutés au premier. Si, dans la réalité, c'est essentiellement le premier cycle qui est

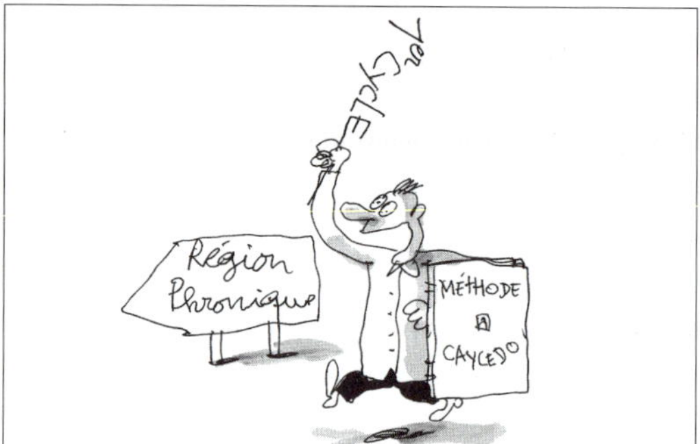

utilisé par le sophrologue* pour ses patients ou ses élèves, la connaissance et la pratique des deux autres cycles sont essentielles à sa formation.

LA MÉTHODE ALFONSO CAYCEDO
composée des 12 degrés de la relaxation dynamique de Caycedo (RDC) et des techniques spécifiques correspondantes

1er cycle	2e cycle	3e cycle
PHASE PRÉPARATOIRE		
RDC I	RDC V	RDC IX
RDC II	RDC VI	RDC X
RDC III	RDC VII	RDC XI
RDC IV	RDC VIII	RDC XII

La conscience, énergie d'intégration

« Il faut lire les physiciens modernes pour prendre conscience de l'intérêt actuel que suscite l'énergie sous toutes ses formes, dont celle qui habite les êtres vivants... La conscience est une énergie d'intégration. »
Alfonso Caycedo

Cycles radical et existentiel

Après son élaboration dans le premier cycle, le moi phronique peut maintenant entrer dans ses autres dimensions: la conscience phronique et l'âme phronique. Le cycle radical utilise principalement l'énergie comme système d'intégration. On provoque des vibrations sonores pour stimuler des centres d'énergie internes (les cinq systèmes: niveau frontal, thyroïde, thymus, ombilical, sous-ombilical). Ces vibrations passent par la prononciation d'ensembles de syllabes, E-OU-MO-TRI-A et E-OU-PHRO-NI-A, soit à voix haute, soit mentalement. Dans le cycle existentiel, les exercices portent sur la découverte des valeurs de l'existence et sur l'expérience des trois dimensions (temporelle et spatiales) des êtres humains et des objets. La marche avec le regard alternativement fermé et semi-ouvert continue à affirmer la nécessité de savoir « se vivre » et « vivre » en même temps.

La méthode Alfonso Caycedo est un parcours initiatique d'apprentissage de la vie. Cet élargissement de la conscience a pour finalité une existence plus consciente et plus ouverte aux valeurs de l'homme.

La sophrologie sociophylactique

La sophrologie socioprophylactique a pour but la prévention des déséquilibres physiques ou psychiques et le progrès personnel pour une vie plus consciente d'elle-même.

Pour une écologie de soi

La sophrologie s'inscrit dans un mouvement écologique de connaissance et de respect des ressources de l'homme. Elle accompagne bien une écologie à visée planétaire qui n'aurait pas grand sens si elle négligeait ce territoire qu'est notre propre corps.

Des nécessités diverses

D'abord un besoin d'équilibre : la complexité du monde actuel, sa pression obligent l'individu à se doter d'une structure assez solide pour éviter les conduites pathologiques ou de blocage. Le stress quotidien doit être négocié, côtoyé de meilleure façon. L'agressivité, présente, latente ou patente, demande un renforcement de nos structures pour éviter la peur ou la violence réflexe. Pour l'enfant et l'adolescent s'ajoute la difficulté à se repérer dans ses propres changements. Ajoutons à cela une demande « santé », avec une conception du corps comme un capital à entretenir (prévention des maladies, recherche du bien-être, lutte contre les années qui passent...), et une nécessité sociale : le coût de la santé ne fait qu'augmenter et les dépenses de prévention ne dépassent guère, au mieux, 8 % du budget général !

L'apport de la sophrologie

La sophrologie, par ses principes d'action, lutte contre la vision systématiquement négative de la vie, renforce la confiance en soi, structure l'individu par la conquête du schéma corporel. Sa capacité à mieux gérer les émotions par des exercices variés favorise la négociation des situations difficiles. L'attitude phénoménologique va restituer un espace propre de contact avec le monde, évitant de suivre les diktats médiatiques. Les modifications biologiques induites par la sophronisation* sont autant de régulations quotidiennes. Une attitude positive envers soi-même va peu à peu permettre d'éviter les comportements agressifs, tant alimentaires que comportementaux, contre notre propre personne. Un projet personnel de vie peut en découler.

Une expérience à grande échelle

En Suisse, depuis vingt ans, la sophrologie est proposée au public dans presque toutes les grandes villes sous forme de cours de groupe. Trois mille personnes par an suivent ces formations peu coûteuses organisées par l'Académie suisse de formation en sophrologie caycédienne. Cette sophrologie socioprophylactique* propose deux types de pratiques en cours de groupe.

– Un entraînement à la relaxation dynamique* (premier cycle, le plus accessible à tous). Cet entraînement correspond aux demandes d'équilibre, de mieux-être. L'engagement est, en général, sur une année, à raison d'un cours par semaine.

– Des cours axés sur une problématique d'une durée plus courte (entre cinq et douze séances) dont les thèmes sont clairement définis: préparation à la naissance, enfants et adolescents, échec scolaire, préparation aux examens, la cinquantaine, gestion du stress, arrêter de fumer, chômeurs, sportifs du dimanche.

La notoriété de l'Académie lui a permis de traiter avec des compagnies d'assurances. Les statistiques ont démontré que les personnes qui suivaient les cours de sophrologie régulièrement coûtaient 30 à 40 % moins cher en dépenses santé que la moyenne. Depuis 1991, une compagnie rembourse les soins par la sophrologie et 25 % du montant des cours de groupe !

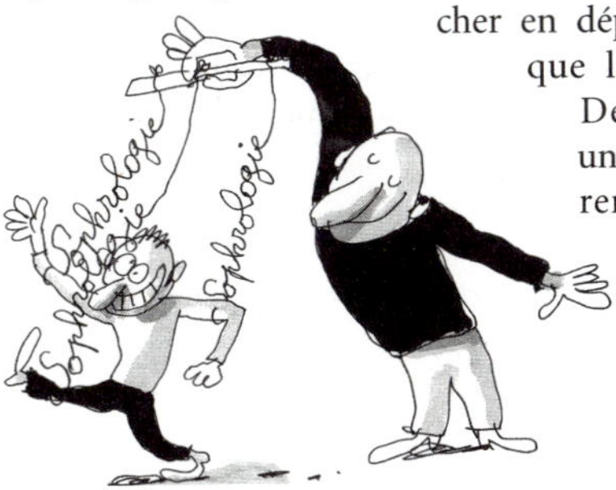

Un début de reconnaissance médicale

« Nous constatons que de plus en plus de participants nous sont envoyés par des médecins qui nous demandent d'apprendre les techniques de sophrologie à leurs patients. Ils les retrouvent ensuite plus détendus, plus responsables, plus disponibles pour une thérapie appropriée. »
Pierre Schwaar, directeur de l'Académie suisse.

La sophrologie est le traitement préventif par excellence, car elle est à la fois pédagogie et soins. Elle doit à la solidité de ses principes de base et à la variété de ses techniques une souplesse d'adaptation exceptionnelle.

Sophrologie et stress

Le stress est la pression ressentie par chacun au quotidien. Trop élevée, elle crée des nuisances physiques, psychologiques et comportementales. La sophrologie, par nature, est antistress.

Le faisceau du plaisir

Henri Laborit, biologiste français, a démontré que si nous ne pouvons réagir face à un stress (état d'inhibition), nos réactions biologiques deviennent néfastes pour l'organisme. Répondre par une autre activité (physique, détente, plaisir) remet en route les circuits biologiques.

Physiologie

Pour Hans Selye, créateur du concept, le stress est la réponse non spécifique de l'organisme à toute demande d'adaptation. Sécrétion d'adrénaline pour un stress ponctuel (elle accélère le cœur et la respiration, augmente la tension, envoie du sucre dans le sang). Sécrétion de cortisone si le stress dure (elle maintient une tension artérielle élevée pour bien alimenter la tête et les jambes, et a une action antidouleur). Ce système biologique très ancien était parfaitement adapté pour nos ancêtres devant se protéger, agir vite, faire de longs trajets, combattre ou fuir selon les situations. Nos réactions hormonales restent les mêmes en l'an 2000 ! Or il ne nous sert à rien à notre bureau, stressés par le téléphone, le fax, les clients (que nous ne pouvons ni supprimer ni fuir), d'augmenter notre tension et d'avoir un cœur rapide et du sucre dans le sang !

La vie en rose ?

La sophrologie n'essaie pas de peindre la vie en rose. Elle nous met, au contraire, en contact avec notre réalité, le monde des sensations, qui, lui, ne trompe pas. Elle apporte une intelligence du corps, source d'intelligence de vie.

Conséquences du stress

Selon la nature de chacun, des troubles différents apparaîtront, soit physiques (tensions, blocages, insomnies, troubles circulatoires ou digestifs), soit psychologiques (anxiété nouvelle, fond de déprime), soit, enfin, comportementaux (agressivité, irritabilité, perte de concentration, d'écoute). Si le stress s'aggrave, une rupture physique ou mentale peut subvenir.

Les possibilités de la sophrologie

La sophronisation s'oppose point pour point aux effets physiologiques du stress. Apprendre à se détendre, à respirer, permet la maîtrise émotionnelle. Le travail sur le positif (qui permet de se concentrer sur ses capacités) et l'attitude phénoménologique vont éviter les blocages et les stéréotypies. La « sensorialité » retrouvée va libérer le goût du plaisir, souvent diminué. Mais, en fait, c'est toute la pratique sophrologique qui restaure une sécurité intérieure, une confiance en soi et une dynamique d'adaptation et de changement.

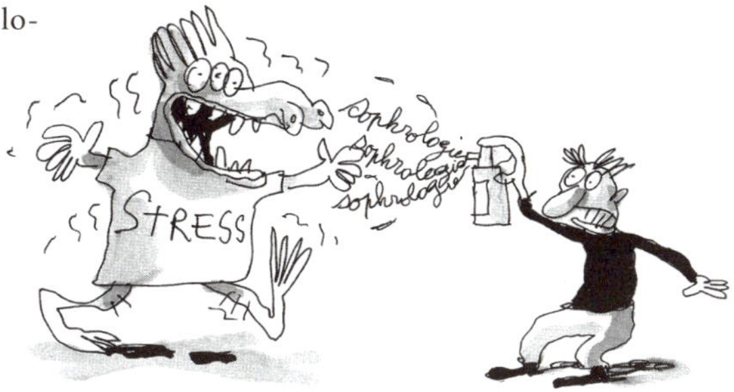

Un exemple de protocole sur sept séances

Ce sont des séances distantes de sept à quinze jours, avec enregistrement de la séance sur une cassette et consignes de travail interséances.

A / Anamnèse* sur les sensations et les causes, travail sur la respiration et la détente.

Consigne : réflexe détente et respiration au quotidien.

B / Exercice sur le positif (SDN, SPI), autres exercices respiratoires.

Consigne : trouver les points positifs de la vie actuelle.

C / Exercices de RDC I (pompage, karaté) et intégration d'une image de détente.

Consigne : sortir de l'inhibition, agir au cas par cas.

D / Travail sur une situation de stress, visualisation et correction (SCS).

Consigne : l'intégrer en situation.

E / Exercice sur la phénoménologie*.

Consigne : attitude d'ouverture et d'étonnement.

F / Exercice sur les cinq sens.

Consigne : chercher le plaisir du jour.

G / Séance à bâtir selon les résultats, bilan général, relais à prendre par une pratique en groupe.

Du simple outil à la richesse de la méthode, la sophrologie apporte de réelles solutions pour faire face au stress ambiant. À terme, elle restaure un imaginaire du quotidien.

Sophrologie et monde du travail

La sophrologie apporte des réponses aux problèmes de fatigue, de gestion de stress, de motivation, de communication inhérents à la vie de l'entreprise.

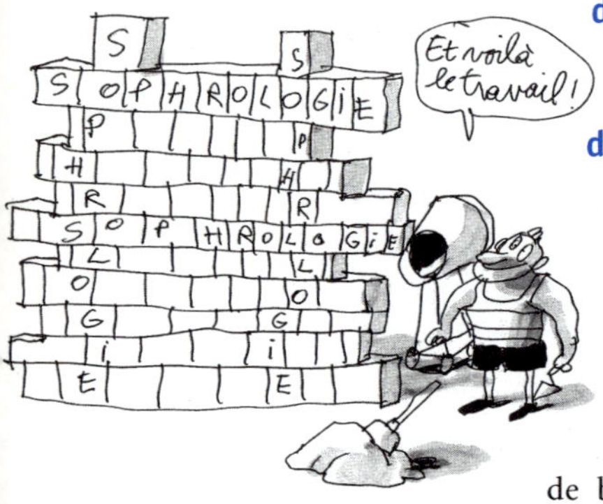

Une sophrologie du quotidien

C'est une sophrologie de base, riche en outils et en méthodes aisément applicables sur le terrain et qui trouve ses fondements dans les principes de base : l'intégration du schéma corporel, le principe d'action positive, l'attitude phénoménologique.

L'individu derrière la fonction

Le corps, dans l'entreprise, est globalement nié, l'individu réduit à sa fonction. La sophrologie permet de réinscrire le corps vivant, agissant. Le nouveau management intégrera la dimension physiologique, corporelle, non pas comme une contrainte, mais comme une dynamique.

Des domaines d'action variés

Aider à vivre sa journée de travail avec autant d'efficacité, moins de fatigue et plus de plaisir est le but recherché. Tout le travail du sophrologue* sera d'apporter, sous forme utilisable au quotidien et pendant le travail, sa pratique sophrologique sans demander une adhésion à sa philosophie. La fatigue (liée directement à la tâche et au stress, sources de tensions) sera traitée par des exercices réflexes à introduire régulièrement dans la journée (détente épaules-mâchoires), une respiration plus ample et plus basse, une meilleure utilisation des pauses, un sommeil flash…). Le sophrologue doit être expérimenté pour dégager la « substantifique moelle » de la sophrologie au-delà des exercices et procédures codifiés et l'adapter au monde de l'entreprise. Les exercices seront courts, effectués assis ou debout, inspirés de la relaxation dynamique de Caycedo* du premier cycle.

SOPHROLOGIE ET ENTREPRISE : CHAMP D'ACTION	
Stress	Surcharge de travail, horaires, délais. Nouveauté. Problèmes d'équipe, hiérarchie. Contact client, astreinte.
Poste de travail	Positions assises prolongées, travail difficile. Travail sur écran, gestuelle répétitive. Contraintes d'espace, nuisances.
Sécurité et vigilance	Travail posté, travail de nuit. Conduite de véhicule. Surveillance.
Management	Gestion de la différence culturelle, âge. Changements fréquents.
Pensée	Concentration, mémoire. Variété, ouverture.
Communication	Expression orale. Négociation.

Gérer la pression

La demande la plus fréquente concerne la gestion de la pression au quotidien. Souvent, le temps de formation alloué est court et l'équilibre entre exposé, travail en groupe et exercices doit être bien pesé. Voici, en exemple, la gestion du poste de travail et du stress pour un centre de traitement informatique. Seront inscrits au programme : apprentissage des réflexes détente (nuque, épaules, yeux, position assise), respiration, travail en sous-groupes sur l'utilisation des pauses, apprentissage du sommeil flash (deux à trois minutes), explication du stress, exercices de relaxation dynamique* énergétiques, travail sur le retour le soir, savoir déphaser, place du plaisir au travail. Cette journée testée est maintenant inscrite au programme formation.

Coaching de managers

Comme le sportif, le manager en situation de forte pression a besoin d'un _coach_. Un sophrologue expérimenté est bien adapté à ce rôle.

Le travail intellectuel est aussi un travail du corps. Toute pensée est corporelle. Reconnaître cette dimension, c'est ouvrir un champ insoupçonné d'efficacité nouvelle, mais aussi de plaisir à travailler.

Sophrologie et enfant

Tout est simple avec l'enfant : il est dans l'« ici et maintenant », il respire avec son ventre, il sait se relâcher spontanément et il part dans l'imaginaire au quart de tour ! La sophrologie est vraiment pour lui !

Applications

Elles peuvent être d'ordre général : découvrir et vivre son corps, exprimer ses émotions (chagrin, colère), se débarrasser de « mauvaises choses » et se remplir de « bonnes choses », apprendre à se détendre, à se reposer, à se donner de la force, de la confiance en soi…

Elles peuvent aussi être d'ordre scolaire : développer sa concentration, mieux réussir, avoir un meilleur contact avec les autres.

Une approche différente

Il s'agit d'une rencontre et d'un apprivoisement mutuels qui doivent se dérouler dans la confiance et la sérénité. L'alliance* est ici plus que jamais respectée. Le sophrologue* doit être d'abord attentif à son propre état d'harmonie et de disponibilité, car l'enfant capte toutes nos émotions. Au-delà de l'écoute de la demande des parents, il est important de bien entendre l'enfant et de savoir lui expliquer le but de la sophrologie : « *C'est pour t'aider à mieux dormir* », « *C'est pour apprendre à te sentir mieux, c'est pour sentir la vie en toi et aussi au-dehors* »… Puis : « *C'est toi qui choisiras si tu veux le faire* », « *Installe-toi comme tu veux* » (position fœtale, tailleur…). Les bruits et la lumière ne dérangent pas l'enfant, les yeux sont ouverts ou fermés, il pose des questions et « replonge » aussitôt, il change de posture et souvent termine l'histoire à la place du sophrologue ! Après la séance, un dessin exprimera mieux que les mots le ressenti.

Un besoin nouveau

Dans un monde plus ouvert, mais aussi plus agressif et plus médiatisé, il paraît nécessaire de doter l'enfant d'outils et de méthodes supplémentaires de sécurisation, d'adaptation et de libération d'un imaginaire propre.

Un style adapté à l'âge

Avant 6 ans, c'est trop tôt pour la sophrologie proprement dite. En revanche, on pourra sophroniser utilement les parents qui transmettent leur anxiété à leurs enfants. À partir de 6-7 ans, le schéma corporel est bien intégré et le vocabulaire peut être intégré. On peut alors commencer. La RDC adaptée est très appropriée pour l'enfant de 6 à 10 ans. Chez le préadolescent préoccupé par les questions existentielles, on renforcera le principe d'action positive et on insistera sur l'autonomie et la responsabilité (surtout s'il est surprotégé par les parents).

La sophrologie ludique

Inventée par Ricardo Lopez et Claudia Sanchez, c'est une méthode (pour adultes et enfants) permettant de vivre par le jeu les découvertes de la sophrologie classique. Le groupe est utilisé comme éveilleur des sensations. La bonne humeur et le rire participent au « lâcher prise ».

L'exercice du Polichinelle

Voici un exemple d'exercice adapté à l'enfant. *« Installe-toi confortablement sur le tapis… Tes yeux sont fermés sur le monde extérieur… Tu te prépares à bien les ouvrir sur le monde intérieur, dedans…, dans ton corps…, là où ça respire. Maintenant, tu vas imaginer que tu es un Polichinelle et que je suis le marionnettiste. Voilà, tu vas bouger vigoureusement les parties de ton corps que je vais nommer comme le ferait un Polichinelle tiré par les ficelles. Es-tu prêt ? La tête et le cou, les deux épaules* (on cite les parties du corps lentement les unes après les autres). *Maintenant, d'un coup de baguette magique, je vais te donner la vie* (toucher l'enfant avec un objet). *Tu sens tout seul maintenant tes deux pieds rattachés à tes deux jambes, tes deux jambes rattachées à ton bassin, puis ton bassin à ton abdomen… On réunit tout. Maintenant, tu sais et tu sens tout ton corps réuni… À l'intérieur, ça respire calme et bon…, laisse-toi respirer, ça se fait tout seul…, sens la vie en toi, ta force. Quand tu seras prêt, tu ouvriras grand les yeux et tu crieras bien fort en te mettant debout : J'existe ! »*
Phénodescription : *« Dessine-moi, ou raconte-moi ton corps qui vit. »*

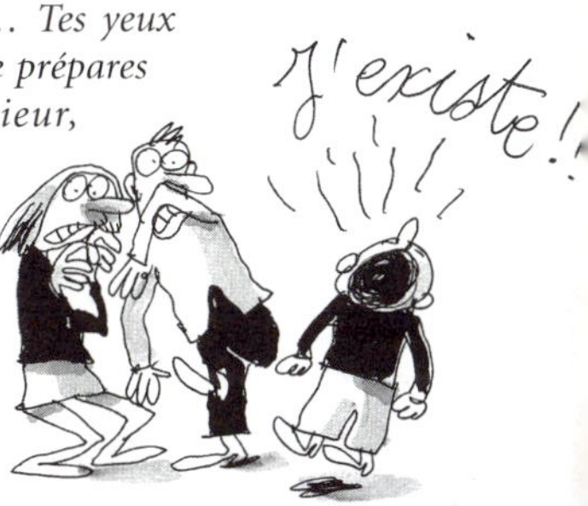

S'adapter à l'enfant, c'est utiliser ses mots, le laisser diriger sa séance. L'aider, c'est lui permettre de réfléchir et de s'exprimer à partir de son vécu.

Sophrologie et maladie

Mieux vivre sa maladie, mieux y faire face, devenir acteur et échapper à l'angoisse inhibitrice sont les buts premiers de la sophrologie. Au-delà, c'est aider à la guérison chaque fois que possible.

En psychiatrie

L'approche sophrologique de la conscience pathologique est une ressource supplémentaire pour un psychiatre. L'attitude phénoménologique, les principes de réalité et d'action positive, l'investissement corporel vont aider le patient à renouer le contact avec la réalité et à se sentir vivant.

L'impact de la maladie

Une maladie se vit à plusieurs niveaux: les troubles en eux-mêmes (par exemple insomnies, migraines, douleurs), les investigations (plus ou moins douloureuses et invasives : prises de sang, biopsies, scanners), le traitement (plus ou moins pénible: poids d'une chimiothérapie, d'une intervention), l'anxiété ou l'angoisse dans certains cas et l'atteinte de l'image de soi (dévalorisation, vulnérabilité). La maladie évolue aussi dans un contexte affectif et social qui peut la rendre encore plus difficile à vivre (entourage angoissé, crainte pour le travail, etc.).

L'aide de la sophrologie

Points sur lesquels agit la sophrologie:

– Sur la douleur (passant généralement par des spasmes et des contractions): la détente musculaire, la respiration et certaines techniques spécifiques seront efficaces.

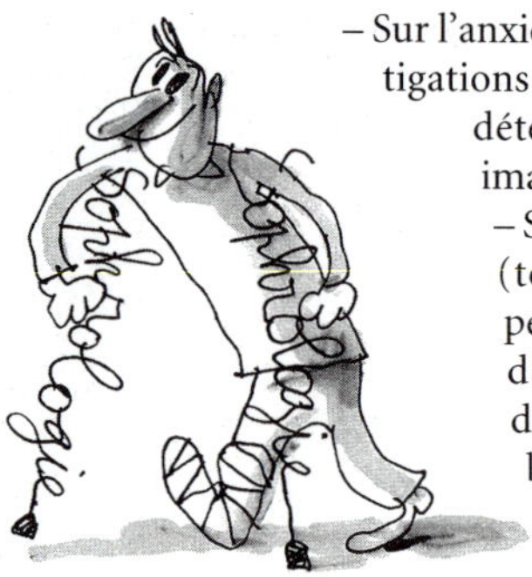

– Sur l'anxiété liée à la maladie ou aux investigations: la respiration, les images de détente et d'évasion et certaines images d'avenir sont appropriées.

– Sur l'atteinte du schéma corporel (toute maladie représente une perte d'intégrité du corps, atteint dans l'une de ses parties ou de ses fonctions) : le travail sur l'intégration du schéma corporel permet de mettre la maladie à sa place organique, par exemple: « *Je ne suis pas cancéreuse, j'ai un cancer du sein, mais le reste du corps fonctionne bien.* » Ce n'est pas là un quelconque artifice, mais la nécessité pour se battre, pour ne pas perdre pied, de considérer ses atouts. Il y a inflation de la présence du territoire malade (place ou perte exagérée) aux dépens des autres, qui sont oubliés, il est bon de lutter contre cet envahissement. La simple sophronisation* de base, qui nomme tout le corps, aide déjà beaucoup.

– Sur l'inhibition, l'abandon, le découragement: souvent, la médecine prend tout en charge, et la part créatrice, inventive, personnelle d'action du malade est oubliée et même écartée. Se soigner, ce n'est pas subir des soins, mais les intégrer dans un ensemble dynamique dont on est acteur. Pratiquer ses séances, c'est participer, à son niveau, à la prise en charge de la maladie.

Le monde infirmier en pointe

Le congrès « Sophrologie et soins infirmiers » (1996), organisé par le Centre d'études et d'applications de la sophrologie (CEAS) et le Collectif des infirmiers sophrologues des hôpitaux de Toulouse, a fait se rencontrer plus de 500 infirmières et infirmiers qui ont partagé leurs travaux.

Prévenir et guérir

Nul ne sait si l'on peut agir réellement sur sa guérison, mais de nombreux travaux montrent l'impact hormonal, biologique d'une sophronisation. La possibilité de stimuler une fonction ou de la mettre au repos est aussi attestée. On sait aussi que, mentalement, on peut accroître l'action d'un médicament, favoriser sa pénétration dans les tissus. Les exercices d'image mentale, positivité de la thérapeutique, focalisation sur l'organe, sur les systèmes immunitaires, ont fait leurs preuves. La sophrologie peut être considérée sous cet angle comme un élément thérapeutique participant à la guérison.

Prévenir? L'Académie suisse de formation en sophrologie caycédienne (*voir* pp. 38-39), en collaboration avec des compagnies d'assurance maladie, a montré que le coût médicamenteux des personnes qui suivaient des séances hebdomadaires de sophrologie de groupe était de 40 % moins élevé que celui de la moyenne des assurés.

Efficace dans la prévention et l'aide à la guérison, la sophrologie accompagne la personne souffrante dans son corps ou dans son esprit pour la soulager, la rendre autonome et lui redonner sa dignité.

Sophrologie et maternité

Associer la sophrologie, découverte et création de soi, à la mise au monde d'un enfant est une chance formidable. Mieux vivre sa grossesse et son accouchement en sont les buts.

Schéma corporel

La sophrologie aide à vivre ces changements importants et troublants du corps. Vécu intime, elle aide à intégrer harmonieusement l'enfant dans son corps tout au long de la grossesse.

Une ensemble de techniques

L'apport de la SAP (se visualiser dans le futur ; *voir* pp. 28-29) est très utile pour vaincre la peur de ce moment. Elle se pratique de trois façons. Il s'agit d'une part de se voir après la naissance avec son enfant ; d'autre part de se voir allant à la clinique et vivant bien les contractions jusqu'à dilatation complète; enfin d'imaginer l'expulsion, les poussées, l'arrivée du bébé. L'entraînement régulier permettra de capitaliser, au moment réel, les acquis de la pratique.

L'acquisition de respirations adaptées aux différentes phases est nécessaire. La technique de « plongée dans la vague de la contraction utérine », décrite par le Dr P.-A. Chéné, qui propose une accélération du processus de détente en rythme avec la contraction, en est un exemple.

Les techniques de focalisation permettent une bonne représentation des organes en jeu (utérus, col, périnée...), dénouent le stress dû à l'inconnu et permettent l'action sur ces territoires.

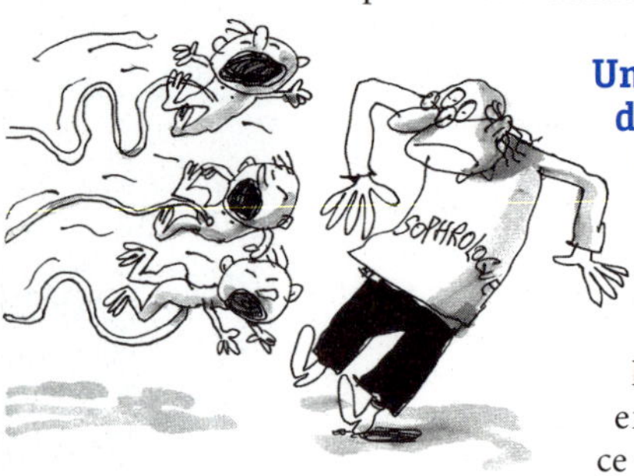

Un meilleur vécu de la grossesse

Être enceinte est un stress dans le sens médical d'adaptation à un état différent (aggravé des inconscients collectifs sous-jacents de peur et de douleur). La pratique de divers exercices adaptés diminue ce stress. Cela aide à faire face aux multiples désagréments (nausées, douleurs, mauvaise digestion et circulation) souvent présents. La sophrologie permettra de mieux vivre les modifications du schéma corporel, parfois mal acceptées (forme, poids, état de la peau, mauvaise image de soi). La possibilité aussi de parler, en individuel ou en groupe, de son état, de ses ennuis, de ses craintes permettra un déblocage de l'anxiété. L'exercice où l'on vide tout ce qui est négatif (SDN) et celui où l'on fait le plein de positif (SPI) se révèlent, dans ces cas, très utiles.

Un souvenir heureux

La préparation sophrologique laisse souvent un souvenir heureux. Bien après, la maman va penser à utiliser son acquis pour se détendre elle-même ou son enfant, pour mieux faire face au stress et appréhender plus richement la vie.

Un imaginaire propre

Il s'agit d'abord d'un enrichissement de la prise de conscience de son état, tant par la sensation intime, pendant la sophronisation, de son corps présent, vivant, que par celle de l'enfant qui bouge, qui vit. Cette vie et le plaisir de la ressentir éveillent à une vision dynamique de la grossesse, trop souvent vécue comme une attente du terme. C'est cette prise de conscience qui va favoriser l'entraînement, le travail sophrologique, et en faire un temps personnel d'appropriation, de préparation à être mère (même si cela est déjà le cas).

La sophrologie diffère des anciennes préparations à l'accouchement sans douleur principalement par l'attention qu'elle porte au vécu de la maternité dans son ensemble. L'accouchement n'est que la porte à franchir entre deux états de vie.

Pratique d'une préparation

Le protocole suit les huit séances que la Sécurité sociale a prévues pour toute femme enceinte. Chaque séance apportera des explications sur la physiologie de la grossesse, de l'accouchement, et donnera lieu à un exercice à pratiquer sur place et chez soi. À partir de la conquête de la relaxation, de l'apprentissage de la respiration, de l'intégration du schéma corporel, ces exercices iront vers plus de technicité : projection mentale en situation, intégration de la sphère génitale, technique respiratoire spécifique aux deux phases de l'accouchement. Commencée le plus tôt possible, cette préparation pourra s'associer à une pratique de quelques exercices de relaxation dynamique adaptés.

Sophrologie et sport

Apprentissage du geste, lutte antistress, préparation mentale : la sophrologie est un complément essentiel à l'entraînement du sportif.

Un fondateur : Raymond Abrezol

Il sera le premier à appliquer la sophrologie au sport de compétition. Il entraîna l'équipe suisse de ski (aux championnats du monde de Sapporo de 1972), qui obtint un très grand nombre de médailles.

Intégration du schéma corporel

L'outil du sportif est d'abord son propre corps. Cette écoute de soi (rythmes internes, sensations musculaires, sensations extérieures) lui donne cette capacité de s'évaluer. La sophrologie enrichit cette intégration de son schéma corporel et lui permet de mieux se situer dans l'espace en diminuant les risques d'accidents.

L'utilisation d'un objet (raquette, ski, arc…) s'intégrera au schéma corporel, devenant prolongement du corps et non pas addition.

La prise en compte affinée de l'environnement sensoriel (conditions météo, terrain) permet des adaptations de dernière minute aux conditions spécifiques de la compétition.

Stress et récupération

Le stress du sportif est élevé. À la compétition en elle-même, et son exigence d'entraînements et de résultats personnels, s'ajoutent les pressions extérieures des diverses instances sportives et des médias.

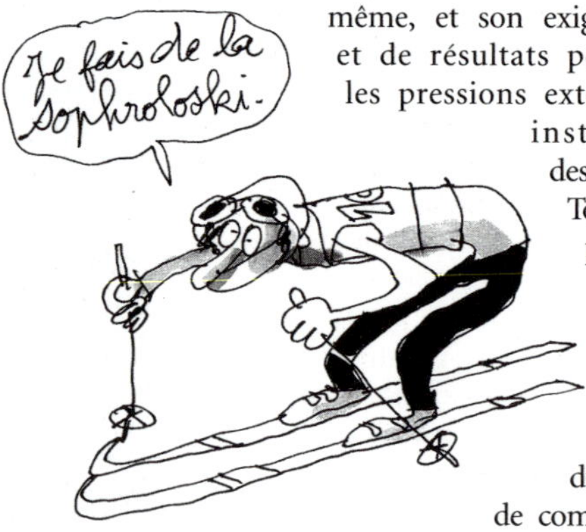

Tout le travail sur le stress prendra là son importance.

Par ailleurs, l'acquisition d'une méthode de récupération et l'amélioration du sommeil en période de compétition est fort utile.

Préparation mentale

Pendant les semaines avant la compétition: il faudra maîtriser le schéma corporel, travailler sur la respiration, la concentration, la récupération et le sommeil, les visualisations positives avec ancrage (installation d'un signe signal*).

Pendant les instants précédant la compétition: on s'appliquera à renforcer la programmation mentale, à s'adapter à l'environnement, à jouer sur les variables (temps, retards, espace), à gérer le stress, à pratiquer un échauffement musculaire sophrologique.

Pendant la compétition: il faudra recentrer l'action, faire le vide mental, «laisser faire» les réflexes mis en place à l'entraînement.

Après la compétition: il conviendra de renforcer le positif, de récupérer, de faire un cloisonnement mental («je ne suis pas qu'un sportif»).

Propos de champion

« La sophrologie m'a permis de comprendre pourquoi je me blessais souvent. Mes blessures venaient du stress que je m'infligeais. Je vivais sous tension permanente l'entraînement, les tournois. Une contrariété, une injustice et je somatisais (mal de dos, blessure au genou). J'étais victime de mes émotions. » **Yannick Noah, interview de *Psychologies*.**

L'alliance sophronique

Pour entraîner un sportif, deux conditions sont requises: la demande de l'intéressé et être soi-même un sportif qui utilise la sophrologie. La collaboration avec l'entraîneur et la bonne définition des rôles sont nécessaires.

La préparation mentale intègre un travail de motivation, de confiance en soi, d'expression de son stress et de ses difficultés dans le cadre de l'alliance* (toujours utile lors de l'arrêt de la compétition ou en cas de blessure).

Cela implique d'adapter à chaque sport les exercices qui lui conviennent selon ses paramètres. Selon les cas, la concentration, le geste, les récupérations flash, les temps d'attente, les visualisations seront travaillés. On entraîne différemment un tireur à l'arc, un cycliste ou un footballeur.

L'ensemble des techniques sophrologiques est un réservoir où l'on peut puiser selon son sport et son projet. Pratiquée en équipe, la sophrologie renforce la cohésion et la performance globale. À titre individuel, elle aide aussi à l'équilibre personnel du sportif.

Sophropédagogie

Apprendre à apprendre est le grand enjeu de notre époque fertile en changements. Donner à l'enfant cet atout, c'est le préparer au monde de demain.

Manager, c'est éduquer

La motivation n'est pas affaire de récompense, mais de la capacité à réunir chez quelqu'un les ressources du corps, de la pensée et de l'affectivité dans un ensemble qui fasse sens.

On apprend avec son corps

Au tout début de la sophrologie, M. Cureau, professeur d'anglais dans un lycée, montrait que l'acquisition de cette langue était considérablement améliorée par l'absence de tables et de chaises, un corps en mouvement et une écoute les yeux fermés. Plus tard, la suggestopédie* exploitait de façon semblable toute une dynamique de la pédagogie. Tout se prend avec le corps. Disponible, calme, respirant, s'accordant au langage, il exalte ses possibilités. Les exercices de base simples (la RDC I) suffisent à éveiller ce corps et à lui apprendre à varier ses registres toniques.

On mémorise avec ses sens

Chacun d'entre nous a pu repérer, à l'école, si sa mémoire était plutôt visuelle ou plutôt auditive. Les autres sens participent aussi de l'acquisition d'informations variées. L'épisode célèbre de la madeleine de Proust* montre le lien entre sensation et souvenir. On se souvient tous de Marignan, 1515, parce que cela sonne bien. Le travail sur la « sensorialité » de la RDC II, très original, enrichit notre réceptivité et nous permet de sélectionner tel ou tel canal sensoriel comme une chaîne télévisuelle.

Savoir, c'est restituer

On a remarqué que des enfants récitant fort bien leur leçon à la maison ne savaient plus le faire à l'école. Si on leur demandait de se visualiser en train de réciter à l'école, ils n'y arrivaient pas. Cet obstacle vaincu par un simple entraînement, ils devenaient aussi bons à l'école qu'à la maison. Ici commence tout le travail sur la confiance en soi, le positif, mais aussi sur la capacité à se projeter que peut apporter la sophrologie.

Sophropédagogie

Si l'on ajoute aux difficultés à apprendre un environnement qui ne facilite pas toujours les choses, on comprend la place que la sophrologie prend aujourd'hui. Ses domaines sont sans limites, même si, bien souvent, c'est l'échec scolaire qui fait l'essentiel de la demande. Cette entrée par la petite porte permettra souvent d'ouvrir des portails de richesses méconnues. Gilles Bosc, instituteur spécialisé, pionnier en la matière, cite le philosophe Alain: «*Il faut que l'enfant connaisse le pouvoir qu'il a de se gouverner… Il faut aussi qu'il ait le sentiment que son travail sur lui-même est difficile et beau.*» L'adulte, lui aussi en formation et en apprentissage, peut se sentir concerné par cette maxime.

En classe

Utiliser la sophrologie en classe n'est pas seulement en faire un «calmant» (même si cela est déjà bien utile). Il s'agit plutôt de se servir de la palette sophrologique selon les couleurs de l'instant: éveiller, calmer, aider à mémoriser, à s'exprimer, à récupérer. Partout, des expériences se font, souvent après de longues démarches institutionnelles, mais il est hors de doute que c'est le bon chemin. On peut seulement regretter l'absence de colloques sur ce thème.

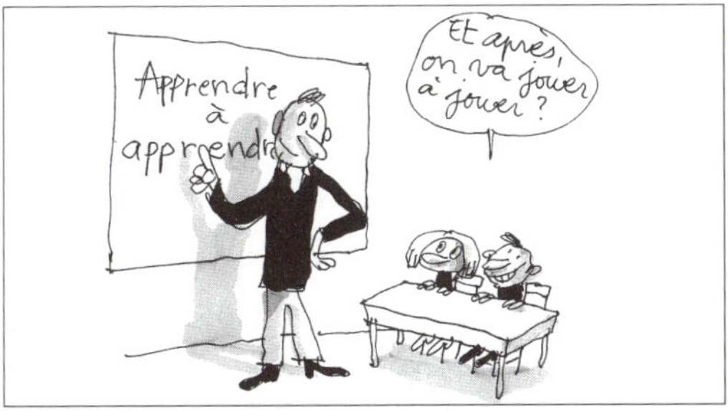

Éveiller

«Les enfants ne sont pas des vases que l'on remplit, mais des feux que l'on allume» **(Montaigne). Notre rôle de pédagogue est au moins de ne pas l'éteindre, au mieux de l'entretenir. La sophrologie est un bon combustible.**

Pour l'enfant comme pour l'adulte en formation, toutes les méthodes qui facilitent l'apprentissage sont les bienvenues. La sophrologie, elle, agit sur deux niveaux: mental et corporel. On «imprime» mieux et plus vite, on allie efficacité et détente. C'est aussi la recette pour moins de fatigue.

Comment pratiquer la sophrologie

La sophrologie peut s'utiliser comme un outil, pour répondre à un besoin ponctuel ; comme une méthode au service d'un objectif précis ; ou encore dans un projet général de changement, d'équilibre, comme une philosophie de vie.

Découverte de la sophrologie

La sophrologie offre à chacun, comme un pays, toutes sortes de parcours, de rencontres. Le visiteur ira d'abord là où il le désire, pour ensuite, peut-être, se laisser prendre par le charme du pays tout entier.

Une méthode universelle ?

Si nous savons plus ou moins nous détendre de façon spontanée, nous détendre à la demande, sous le regard de quelqu'un, semble plus difficile. Mais ne confondons pas relaxation et sophronisation. Si la détente favorise l'accès au niveau sophroliminal*, le but d'une sophronisation reste la rencontre de soi par la connexion entre le corps et le mental. On peut être nerveux, avoir du mal à se détendre et profiter cependant de la sophrologie (la RDC est, dans ce cas, particulièrement bien adaptée). La seule condition est donc d'être motivé, curieux et sans *a priori*.

Demandes et réponses

On peut classer les demandes en trois groupes :

A – Une attente de résolution d'un problème ponctuel (examen, migraine, soin douloureux...).

B – Une demande de mieux-être (stress, sommeil, confiance en soi, communication, anxiété...).

C – Ou encore une recherche d'équilibre, d'une autre dimension à sa vie.

Les réponses seront différentes, étant donné que la demande A se transformera peut-être en demande C à la suite des bénéfices ressentis et de l'intérêt pris à la méthode.

Aussi le nombre de séances est-il difficile à définir. Si l'urgence n'est pas là, un projet peut se faire pour A en 5 à 7 séances individuelles, pour B en 7 à 15,

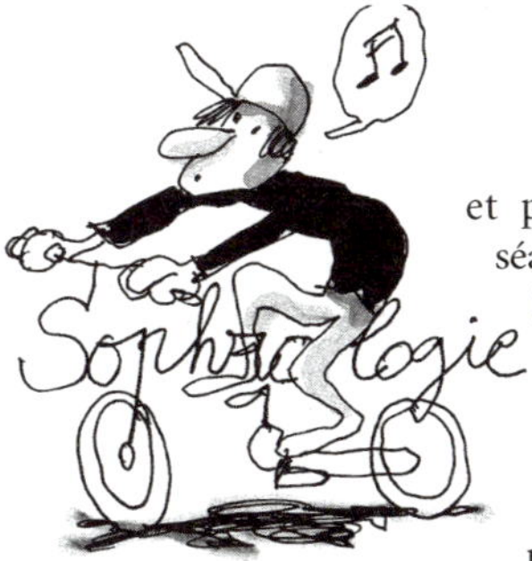

et pour C en 15 à 20 séances. Dans le cas de B et de C, on associera des séances de groupe en relais. En B, le bénéfice étant acquis, on peut continuer en groupe pour maintenir une dynamique de bien-être. Dans le cas de C, on peut pratiquer directement en groupe, mais seulement en prenant soin de commencer au début d'un groupe (dates de rentrée), car la relaxation dynamique* qui y est pratiquée suit un cheminement précis. D'autres demandes d'ordre psychothérapique nécessitent un sophrologue* aux connaissances établies dans ce domaine.

Un profil spécial ?

En raison de la variété de la demande, on ne trouve pas de profil de patient particulier. Seul point commun : l'envie de se prendre en main, d'agir sur son destin.

Choix du sophrologue

Il est utile, avant de commencer, de demander un entretien, généralement accepté et gratuit. La pratique, l'expérience du sophrologue doivent coïncider avec le besoin exprimé. Il faut que le « courant » passe, que la confiance soit là pour que l'alliance* s'établisse. À défaut, il sera difficile de « lâcher prise », condition de la sophronisation.

Individuel ou groupe

Le groupe correspond à des demandes d'équilibre, de réflexion personnelle. Une pratique d'une année est nécessaire pour profiter pleinement de la méthode. L'individuel correspond plus au traitement d'une difficulté identifiée. On a vu toutefois que l'association des deux, à doser au cas par cas, peut être très fructueuse.

Pousser la porte d'un sophrologue, c'est tenter une expérience pleine de richesse. Il faut bien le choisir, pour bâtir avec lui votre propre projet.

Coût

Il est très variable : en individuel, de 150 à 300 francs, et en groupe, de 50 à 100 francs. Il dépend des titres personnels, de l'expérience et du temps passé (45 minutes nous semble un temps correct).

Le métier de sophrologue

La sophrologie est d'abord un savoir, un complément à une activité. Mais elle peut devenir une profession à part entière, ce qui implique alors une formation longue, sérieuse, complète.

Formation à la sophrologie

La formation à la sophrologie ne comprend ni hypnose, ni massages, ni psychanalyse. Elle a son contenu propre. Évitez les formations-cocktails alléchantes mais sans goût.

Un métier

Dans la plupart des cas, la sophrologie est un atout supplémentaire pour développer une approche plus large de son métier; elle s'exerce alors dans le cadre d'une compétence déjà établie (médicale, paramédicale, pédagogique...).
Mais, actuellement, de nombreuses personnes, souvent à mi-chemin de leur existence et n'ayant aucun lien avec le domaine de la santé dans leur vie professionnelle, souhaitent devenir sophrologues*. C'est possible, mais leur terrain d'action sera celui de la sophrologie socioprophylactique*, domaine vaste et en plein essor. Le domaine du soin devra, pour elles, se limiter aux problèmes de la vie quotidienne (ce qui est déjà un bon champ d'action!) et elles devront éviter de traiter les «malades» du corps et de l'esprit (sauf à se doter d'une formation complémentaire, bien sûr).

L'enseignement

Il est donné dans des écoles, le plus souvent pendant des week-ends ; sa durée est en général de 14 à 18 week-ends échelonnés sur 12 à 18 mois. Parallèlement, un entraînement hebdomadaire en groupe est requis. En fin de formation, un mémoire est demandé, mettant en valeur l'implication personnelle et la réflexion de l'élève. Le certificat ou diplôme de sophrologue remis alors correspond à une formation de base (niveau licence). Chacun pourra se doter ensuite d'une formation plus complète, tant en sophrologie que dans le domaine d'activité choisi (communication, relation d'aide, pédagogie...).

Comment choisir une école

À l'heure actuelle, les écoles de sophrologie sont nombreuses, et vous en trouvez dans la plupart des régions. Quelques précautions simples vous permettront d'éviter le mauvais choix. Vérifiez la formation des animateurs en les rencontrant et en leur posant la question. Recherchez plutôt les écoles dont les enseignants sont variés (évitez ainsi les personnalisations excessives). Étudiez bien le programme, à la lumière de cet ouvrage, et méfiez-vous des écoles qui enseignent tout à la fois. À qualité égale, choisissez celle dont les intervenants, le programme sont les plus proches de votre personnalité et de votre actuel ou futur domaine d'exercice. Vérifiez la durée de la formation. Refusez un enseignement avec plus de 20 participants ainsi que l'enseignement par correspondance: la formation nécessite l'échange et la pratique en groupe.

Coût d'une formation

Pour une formation de 14 à 18 week-ends, le coût habituel est de 14 000 à 20 000 francs, selon les services annexes offerts (cours de groupe inclus, par exemple). Des prises en charge sont possibles dans le cadre de la formation continue d'adultes.

Le statut

Actuellement, le statut de sophrologue n'est pas reconnu officiellement par les pouvoirs publics. Il se peut qu'avec la nouvelle Europe il se mette en place en ce qui concerne les auxiliaires de santé ou les nouvelles professions de santé. Quoi qu'il en soit, la sophrologie est admise dans de nombreux circuits de santé ou sociaux ; pour exemple sa présence dans la formation continue d'infirmières dans de nombreux hôpitaux.

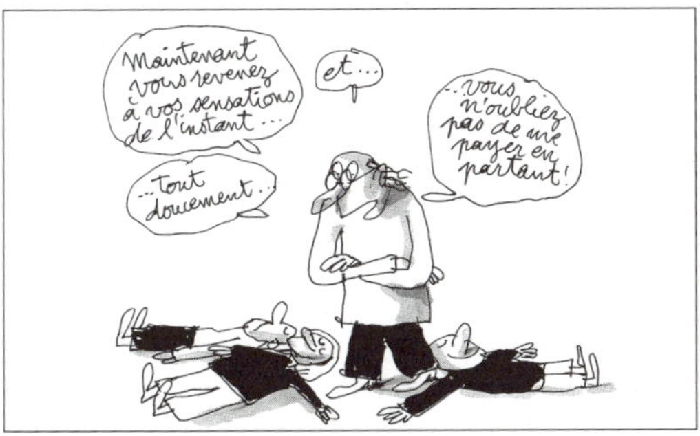
Maintenant vous revenez à vos sensations de l'instant...
...Tout doucement...
et...
...vous n'oubliez pas de me payer en partant!

Si tout le monde peut accéder à la sophrologie, il est nécessaire d'évaluer ses compétences personnelles, ses acquis antérieurs, ses objectifs pour bien choisir les domaines de son exercice.

Exercice des pompages

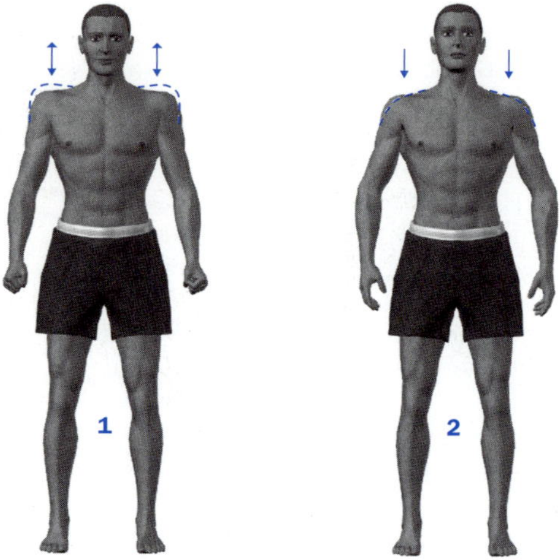

1 Secouer très fort les épaules en respiration retenue les poings fermés comme si on tapait sur un tambour

2 Souffler fort (utile pour vider les tensions, le stress...)

Exercices du cou

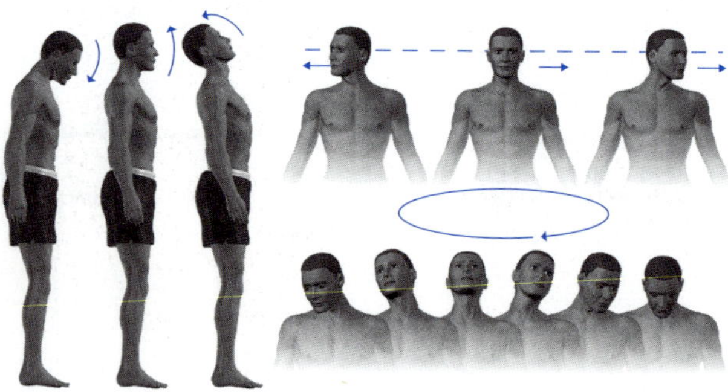

Mouvement de la tête de haut en bas, de droite à gauche, puis des cercles dans un sens puis dans l'autre

la RDC (*voir* pp. 30-31)

IRTER

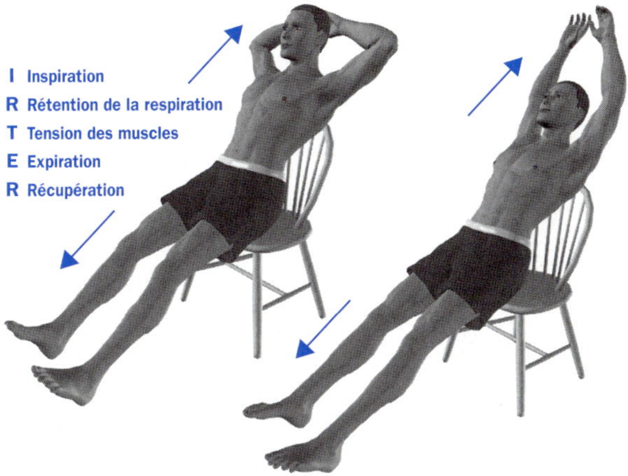

Se focaliser sur un sens

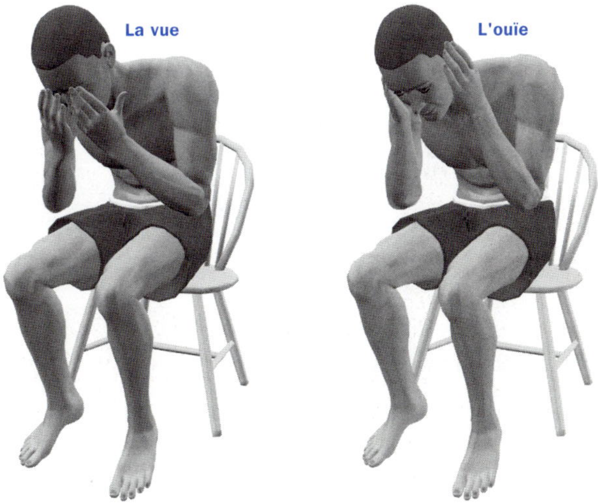

Glossaire

Activation: exercice pratiqué au niveau sophroliminal*.

Ajuriaguerra (Julian de): psychiatre qui a développé en Suisse et en France une méthode de relaxation d'inspiration psychanalytique dans les années 1960.

Alexander (Gerda): (1908-1994) psychomotricienne qui a créé au Danemark une méthode de relaxation fondée sur l'économie et l'harmonie du geste.

Alliance: la relation qui s'établit entre le sophrologue* et le sophronisé*.

Anamnèse (sophrologique): correspond à l'interrogatoire du malade en sophrologie clinique*.

Binswanger (Ludwig): (1881-1966) psychiatre suisse et philosophe de la phénoménologie. Alfonso Caycedo fut son élève.

Dialogue présophronique : avant la sophronisation, on discute et on se met d'accord sur ce que l'on va faire.

Dialogue postsophronique: après la sophronisation, le sophronisé* exprime ses sensations. C'est un moment d'échange (appelé aussi phénodescription).

Entraînement sophrologique caycédien (ESC): ce sont les différents protocoles montés à partir de la méthode Alfonso Caycedo*.

Freud (Sigmund): (1856-1939) médecin autrichien fondateur de la psychanalyse.

Futurisation (techniques de): exercices concernant le futur.

Méthode Alfonso Caycedo: méthode pratique comprenant les douze degrés de la RDC et les techniques spécifiques.

Niveau sophroliminal: niveau du travail sophrologique, entre veille et sommeil.

Phénoménologie (phénoménologique) : approche philosophique qui conseille un retour à l'expérience sensorielle seule (le phénomène) sans *a priori*.

Présentation (techniques de): exercices concernant le présent.

Prétérisation (techniques de): exercices concernant le passé.

Proust (Marcel): (1871-1922) écrivain français, auteur, entre autres, de *Du côté de chez Swann*.

Relaxation dynamique: sophronisation en mouvement.

Relaxation dynamique de Caycedo (RDC) : ensemble complet de douze degrés regroupés dans trois cycles.

Signe signal: un simple geste ou un mot pour fixer une sensation positive en cours de séance et faire revenir en situation.

Sophroanalyse vivantielle : analyse des phénodescriptions qui permet au sophrologue* de guider correctement son patient ou son élève.

Sophrologie clinique: c'est le terrain d'action de la sophrologie dans le domaine du soin.

Sophrologie socioprophylactique: terrain d'action de la sophrologie en prévention et en éducation.

Sophrologue: personne qui exerce la sophrologie.

Sophronisation de base vivantielle: pendant la sophronisation, on active la présence du corps dans la conscience (tendre les muscles en retenant sa respiration, puis relâcher).

Sophronisation simple: sophronisation axée sur la détente des différentes parties du corps.

Sophronisé (ou sophronisant): le patient ou l'élève à qui s'adresse la sophronisation.

Suggestopédie : méthode pour apprendre sans stress, mise au point dans les années 1960 par un psychiatre bulgare, Georgie Lozanov.

Terpnos logos : langage (ton et mots) utilisé par le sophrologue* pendant la sophronisation.

Ut concientia noscatur : c'est le logo de la sophrologie qui signifie « pour que la conscience soit connue ».

Vittoz (Roger) : (1886-1925) médecin suisse qui a créé une méthode de contrôle mental à visée positive.

Vivance (phronique) : correspond à l'expérience profonde qui se réalise pendant une sophronisation.

Zen : philosophie bouddhiste répandue au Japon.

Adresses utiles

Par Minitel ou dans l'annuaire, vous trouverez une école près de chez vous. Toutefois, pour aider le lecteur dans sa recherche, voici quelques adresses. Attention, cette sélection est un choix géographique, et non exhaustif. Nous nous excusons auprès de toutes les autres écoles, d'aussi bonne qualité, qui n'y figurent pas faute de place.

PARIS
CEAS (Centre d'études et d'applications de la sophrologie)
3, passage Brady, 75010 Paris.
Tél. : 01 42 08 56 01. Fax : 01 42 00 31 89.
Directeur : Dr Luc Audouin.

BRETAGNE
École de sophrologie de Bretagne
10, square du Général-Wood, 35700 Rennes. Tél. : 02 40 79 38 55.
Directeur : Bernard Santerre.

LORRAINE
École de sophrologie caycédienne de Lorraine
33, rue Charles-Oudille, 54600 Villers-les-Nancy. Tél. : 03 83 27 25 01.
Directeur : Marc Bemer.

RHÔNE-ALPES
École de sophrologie caycédienne Rhône-Alpes
14, avenue des Frères-Lumière, 69008 Lyon. Tél. : 04 78 74 93 77.
Directeur : Christian Gagnaire.

PROVENCE
École de sophrologie relationnelle
Le Bonaventure A, 3, avenue de la Synagogue, 84000 Avignon.
Tél. : 04 90 85 09 17.
Directeur : Alain Zuili.

LANGUEDOC
École de sophrologie du Languedoc
Domaine de Massane, Golfy,
34670 Baillargues.
Tél. : 04 67 70 79 25.
Directrice : Dr Martine Orlewski.

MIDI-PYRÉNÉES
École de sophrologie caycédienne de l'Albigeois
6, rue de la Chênaie, 31820 Pibrac.
Tél. : 05 61 86 73 91.
Direction : Edgar Goncalves et Marie-Thérèse Rescanières.

POITOU-CHARENTES
École de sophrologie caycédienne Poitou-Charentes
94, rue Thiers, 17300 Rochefort-sur-Mer. Tél. : 05 46 99 15 95.
Directeur : Dr Jacques Raynal.

SUISSE
Académie suisse de formation en sophrologie caycédienne
Rue du Crêt 24, 2300 La Chaux-de-Fonds. Tél. : (329) 68 95 00.
Directeurs : Edith et Pierre Schwaar.

Bibliographie

Première approche

Dr DAVROU (Yves), *La Sophrologie facile,* Marabout, 1998.

ROMIEN-SURLEAU (Huguette), *La Sophrologie : s'épanouir au quotidien,* éd. du Bastberg, 1996.

Ouvrages de base

Dr BOON (Henri), Dr DAVROU (Yves) et MACQUET (Jean-Claude), *La Sophrologie,* Retz, 1990.
Un grand classique, le premier ouvrage sur la sophrologie (épuisé, à rechercher en bibliothèque).

ETCHÉLECOU (Bernard), *Manuel de sophrologie,* Maloine, 1996.

Une somme pour sophrologues et non débutants (concepts, techniques, applications)

Dr CHÉNÉ (Patrick-André), *Sophrologie,* tomes I et II, Ellebore, 1995, 1999.

Sophrologies personnalisées

Dr IMBERT (Claude), *La Nouvelle Sophrologie,* Visualisation holistique, 1998.

GROBETY (André) et STAEMPFLI (Jacques), *Vivre la sophrologie au quotidien,* éd. du Roseau, 1997.

PECOLLO (Jean-Yves), *La Sophrologie au quotidien,* J'ai lu, 1996.

VERN (Paule), *Le Désir et la Force,* Desclée de Brouwer, 1999.

Applications générales

Dr ABREZOL (Raymond), *Vaincre par la sophrologie,* Marabout, 1997.

MANET (Ghylaine), *Respirer la vie avec la sophrologie,* Erès, 1998.

Créativité personnelle et professionnelle

CHEVALIER-BEAUMEL (Alain) et GUILLOT (Danielle), *Sophrologie et créativité,* éd. Puits fleuri, 1999.

Enfant

GILET (Monique), *L'Enfant et la sophrologie,* La Méridienne, 1994.

Entreprise

Dr AUDOUIN (Luc), *Équilibre et performance,* éd. d'Organisation, 1998.

Une sophrologie au quotidien adaptée au monde de l'entreprise.

Maternité

Dr WATTEL (Alain-Pierre), *La Sophrologie pour la future maman,* Marabout, 1996.

Sport

Dr PERREAUT-PIERRE (Edith), *Sophrologie et performance sportive,* Amphora, 1997.

Dr ABREZOL (Raymond), *Sport et sophrologie,* (disponible à l'Académie suisse), 1992.

Troisième âge

LABESCAT (Claude), *Guide du savoir vivre et savoir vieillir,* (édité par l'auteur : 59, rue Saint-Michel, 31400 Toulouse), 1998.

Index *Le numéro de renvoi correspond à la double page.*

Abrezol (Raymond) 50
Alliance 10, 12, 32, 44, 50, 54
Anamnèse 32, 40
Binswanger (Ludwig) 6, 14
Bosc (Gilles) 52
Caycedo (Alfonso) 3, 4, 6, 8, 10, 14, 20, 24, 30, 34, 36, 42
Chéné (Patrick-André) 48
Conscience 6, 12, 14, 16, 20, 24, 30, 34, 36, 38, 48
Conscience pathologique 8, 46
Conscience sophronique 8
Dialogue postsophronique 18, 32
Dialogue présophronique 18
Enfant 12, 14, 16, 22, 26, 38, 44, 48, 52
Éthique 3, 6, 10, 12
Induction 18, 26
Infirmiers 46
Freud (Sigmund) 8
Laborit (Henri) 40
Maladie 12, 38, 46
Maternité 12,48
Mémoire 16, 42, 52, 56
Moi phronique 34, 36
Pédagogie 3, 38, 52, 56
Phénoménologie 6, 8, 14, 34, 38, 40, 42, 46
Principe d'action positive 12, 24, 44, 46
Principe de réalité 12
Proust (Marcel) 52
Psychiatrie 8, 46
Relaxation 4, 6, 10, 12, 16, 18, 28, 30, 36, 38, 42, 48, 54
Relaxation dynamique 6, 28, 30, 36, 38, 42, 48, 54
Schéma corporel 12, 16, 18, 22, 38, 42, 44, 46, 48, 50
Schultz (Johannes Heinrich) 4
Selye (Hans) 40
Sophronisation 10, 14, 16, 18, 20, 28, 32, 34, 38, 40, 46, 48, 54
Sophroacceptation progressive 26, 28
Sophroanalyse vivantielle 32
Sophrocorrection sérielle 26, 28
Sophrologie ludique 44
Sophrologie socioprophylactique 38
Sport 3, 42, 50
Stress 3, 16, 22, 38, 40, 42, 48, 50, 54
Substance réticulaire 16
Suggestion 4
Terpnos logos 10, 20, 22, 24, 26
Tonus musculaire 16, 18
Techniques spécifiques 28, 36, 46
Yoga 4, 6, 22
Vittoz (Roger) 4
Vivance 14, 20, 30, 34, 36
Zen 4, 6, 30

Dans la collection *Les Essentiels Milan*
derniers titres parus

150 Les grandes interrogations esthétiques
151 Mythes et mythologies de la Grèce
152 Combattre l'exclusion
153 Le génie génétique
154 Les enfants dans la guerre
155 L'effet Téléthon
156 La francophonie
157 Petit précis de philosophie grave et légère
158 Du réalisme au symbolisme
159 Le stress
160 Jean-Paul II, le pape pèlerin
161 Les grandes interrogations de la connaissance
162 L'Algérie
111 Questions sur la Shoah
163 Du baroque au romantisme
164 La police en France
165 Le ministère des Affaires étrangères
166 L'argent de la France. À quoi servent nos impôts?
167 Les violences conjugales
168 À quoi sert la grammaire?
169 Guide du PaCS
171 Lacan, le retour à Freud
172 Les présidents de la République française
173 L'empoisonnement alimentaire
174 Les styles en architecture

Dans la collection *Les Dicos Essentiels Milan*

Le dico du multimédia
Le dico du citoyen
Le dico du français qui se cause
Le dico des sectes
Le dico de la philosophie
Le dico des religions
Le dico des sciences
Le dico de l'amour et des pratiques sexuelles
Le dico de la psychanalyse et de la psychologie

Dans la collection
Les Essentiels Milan Du côté des parents

1 Le sommeil des bébés
2 Apprendre avec l'écran
3 Devenir parent d'adolescent
4 Pour une nouvelle autorité des parents
5 L'école maternelle
6 Les vrais dangers qui guettent l'adolescent
7 L'appétit des bébés
8 Comment va-t-il apprendre à lire ?
9 Devenir bon en mathématiques
10 L'intelligence de votre bébé...
11 Parent de fille, parent de garçon
12 Les passions de vos ados

Responsable éditorial
Bernard Garaude
Directeur de collection – Édition
Dominique Auzel
Secrétariat d'édition
Emmanuelle Le Broussois-Vadot
Correction – Révision
Élisée Georgev
Iconographie
Sandrine Batlle
Conception graphique
Bruno Douin
Maquette
Linda Boissard – Exegraph
Infographies
Isocèle
Fabrication
Isabelle Gaudon
Sandrine Bigot
Flashage
Exegraph

Aubin Imprimeur, 86240 Ligugé. — D. L. : 2e trim. 2004 — Impr. P 66943
Imprimé en France